高度看護OSCE
高度な臨床スキル評価成功へのガイド

監訳　中村惠子

高度看護OSCE
高度な臨床スキル評価成功へのガイド

監訳　中村惠子

Passing Your Advanced Nursing OSCE

A guide to success in advanced clinical skills assessment

HELEN WARD
RN, BSc, DipNP, PGCert, PGCEA, MSc
Principal Lecturer in Non-Medical Prescribing,
London South Bank University

and

JULIAN BARRATT
RN, FHEA, BSc, PGCHE, MSc
Senior Lecturer in Advanced Nursing,
London South Bank University

Foreword by
JENNY ASTON
RN, RCNT, DipAsthma, BSc, PGDip
Chair of the Royal College of Nursing
Nurse Practitioner Association

Passing Your Advanced Nursing OSCE : A guide to success in advanced clinical skills assessment

Copyright © 2009   Helen Ward and Julian Barratt

Helen Ward and Julian Barratt have asserted their right under the Copyright, Designs and Patents Act 1998 to be identified as the authors of this work.

All rights reserved. No part of this publication may be reproduced, stored in a retrieval system or transmitted, in any form or by any means, electronic, mechanical, photocopying, recording or otherwise, without the prior permission of the copyright owner.

British Library Cataloguing in Publication Data
A catalogue record for this book is available from the British Library.

Japanese translation rights arranged with Radcliffe Publishing Limited through Japan UNI Agency, Inc., Tokyo

監訳者のことば

　本書（原著）を最初に手にしたのは大学院の授業でした。大学院博士前期課程の院生たちと，高度なOSCE（Objective Structured Clinical Examination）について学修する参考書籍として使用したことに始まります。授業を進めるにあたり，各院生が分担して翻訳したものを基にディスカッションしたのですが，我々の学修だけでは「もったいない」ことと，院生もなんとかがんばって翻訳し要約するなど，真剣に取り組んできたことから，担当教員としては，できるだけ多くの方々に読んでいただける方法をと考え始めたことが翻訳本刊行のきっかけでした。OSCEは本学看護学部でも2008年度から実施し，その成果や課題については，これまでにも学会発表や書籍に著してきています。長年OSCEというテーマにひかれてきたことが幸いし，本書の刊行へとつながったのでしょう。

　本書の構成は
  1. OSCEプロセスの概要
  2. 学生のためのOSCE学習スキル
  3. 大学教員のためのOSCEの準備
  4. 病歴聴取のOSCEステーション
  5. フィジカルイグザミネーションのOSCEステーション
  6. 質疑応答型OSCEステーション
  7. コミュニケーションスキル，情報伝達，治療・管理を評価するOSCEステーション
  8. 修士レベルの評価と客観的臨床能力評価（OSCA）
  9. 医師以外による処方のOSCE
 10. OSCEの評価

です。総ページ数166ページの翻訳は，そうした作業に慣れない院生と本学の教員がペアになって進めてくれたのですが，ことのほか日数がかかり，気がつくと当初の予定を約1年もオーバーしてしまいました。出版をご快諾くださり，遅れに遅れた我々を見捨てることなく支えてくださいました編集部の方々に感謝申し上げます。本書はこれからの日本で必ずや活用されると確信しながら，最終稿を監修しているところです。

　最後になりますが，私と共に院生への教育に携わりました内田雅子教授は，途中で異動されたことから編集にはかかわる機会がなくなり，監訳者にはお名前が入っておりません。本書の紹介や大学院教育に一緒に携わったことなどを懐かしく思い起こしているところです。どうぞ新任地でもご活躍ください。ありがとうございました。

2014年9月
不順な気候であった夏の終わりころ
中村惠子（札幌市立大学看護学部）

訳者一覧

【監　訳】

中村　惠子（札幌市立大学看護学部）

【翻　訳】（50音順）

石川　幸司（北海道大学病院ICU・救急部ナースセンター）

大和田　芽衣子（島根大学医学部附属病院クリニカルスキルアップセンター）

小川　謙（市立札幌病院救命救急センターHCU）

貝谷　敏子（札幌市立大学看護学部）

柿崎　玲子（社会医療法人孝仁会心臓血管センター北海道大野病院）

葛西　陽子（医療法人渓仁会手稲渓仁会病院救命救急センター）

柏倉　大作（札幌市立大学看護学部）

神島　滋子（札幌市立大学看護学部）

工藤　京子（札幌市立大学看護学部）

菅原　美樹（札幌市立大学看護学部）

中井　夏子（札幌医科大学保健医療学部）

藤井　瑞恵（札幌市立大学看護学部）

渕本　雅昭（東邦大学医療センター大森病院救命救急センター）

三上　剛人（吉田学園医療歯科専門学校救急救命学科）

三上　智子（札幌市立大学看護学部）

目次

- ■ 監訳者のことば ― v
- ■ 訳者一覧 ― vi
- ■ 表およびボックスのリスト ― x
- ■ まえがき ― xiii
- ■ 序文 ― xiv
- ■ 著者について ― xvi
- ■ 寄稿者 ― xvii
- ■ イントロダクション ― xviii

1 OSCEプロセスの概要　　1

- 高度実践看護のOSCE試験　1
- 高度実践看護におけるOSCE活用の歴史　2
- 臨床的安全性や役割能力に関するOSCEの評価　3
- OSCEプロセスの妥当性　3
- OSCEプロセスの信頼性　4
- OSCEセッションで一般的に評価される高度な看護技術の範囲　4

2 学生のためのOSCE学習スキル　　7

- 試験としてのOSCE　7
- ロールプレイとしてのOSCE　7
- OSCEの実際（実用性）　8
- OSCEの構成要素　9
- OSCE準備に対するヒント　9
- OSCE当日：ガイダンス　10

3 大学教員のためのOSCEの準備　　13

- OSCEステーションの開発方法　13
- 学生にOSCEの準備をさせる方法　14
- 模擬OSCEを録画したビデオの活用　15
- 成功するOSCEセッションの構成と運用方法　17
- OSCE評価者のワークショップ　20

4 病歴聴取のOSCEステーション　　25

- 病歴聴取のOSCEステーションとは　25
- 病歴聴取のステーションにおけるキーポイント　25
- 病歴聴取のステーションで確認すべき患者の背景　29

呼吸器系の病歴聴取	33
耳，鼻，喉，リンパ節の問題	35
眼に問題のある患者のためのキークエスチョン	38
腹部に問題がある患者の病歴聴取のためのキークエスチョン	40
下痢のある患者のためのキークエスチョン	42
心血管系に問題のある患者へのキークエスチョン	44
呼吸困難／息切れ	46
末梢血管系	48
神経系に関するキークエスチョン	48
筋骨格系に問題をもつ患者へのキークエスチョン	50
皮膚疾患についての病歴聴取	54
小児の病歴聴取	55

5　フィジカルイグザミネーションのOSCEステーション　61

フィジカルイグザミネーションのOSCEステーションの目的	61
フィジカルイグザミネーションのステーションに取り組むためのキーポイント	61
耳，鼻，喉のフィジカルイグザミネーション	64
呼吸器系・胸部のフィジカルイグザミネーション	67
心臓・末梢血管のフィジカルイグザミネーション	70
腹部のフィジカルイグザミネーション	74
骨盤内のフィジカルイグザミネーション	78
背部および頸部の筋骨格系のフィジカルイグザミネーション	80
肩の筋骨格系のフィジカルイグザミネーション	84
膝の筋骨格系のフィジカルイグザミネーション	89
神経のフィジカルイグザミネーション	93
小児のフィジカルイグザミネーション	103

6　質疑応答型OSCEステーション　107

質疑応答型OSCEステーションの目的	107
質疑応答型OSCEステーションへの対応	110
小児ぜんそく悪化の質疑応答型OSCEステーション	111
虚血性心疾患による胸痛の質疑応答型OSCEステーション	113

7　コミュニケーションスキル，情報伝達，治療・管理を評価するOSCEステーション　117

コミュニケーションスキル	117
うつ病患者とのコミュニケーションのOSCE	118
情報伝達のOSCEステーション	120
コレステロール値の検査結果を検討するためのOSCEステーション	121
肝機能検査結果が変化したOSCEシナリオ	122
クラミジア検査の結果のために来院した患者に対するOSCEシナリオ	124

治療と管理ステーション	125
高血圧治療と管理のOSCE	125
皮膚感染症のある患者に対する治療と管理のOSCEシナリオ	127

8　修士レベルの評価と客観的臨床能力評価（OSCA）　129

客観的臨床能力評価（OSCA）とは何か？	129
Part 1　病歴聴取	131
Part 2　フィジカルイグザミネーション	134
Part 3　臨床的推論と診断	135
Part 4　検査の解釈	138
Part 5　治療と管理	139

9　医師以外による処方のOSCE　141

医師以外による処方の背景	141
シミュレーション学習環境における医師以外による処方のOSCE	142
安全な処方と情報の伝達に関するOSCEステーションの課題例（ロンドン・サウス・バンク大学）	143
焦点を絞った病歴聴取ステーションの課題例（ロンドン・サウス・バンク大学）	144
診断や治療管理に関連づけた病歴聴取の一般的な基準（ロンドン・サウス・バンク大学）	146
診断や治療管理に関連づけた病歴聴取の課題例（ロンドン・サウス・バンク大学）	146
医師以外による処方のOSCEステーション課題における注意事項	147
医師以外による処方のOSCEにおける実践環境	148
実践環境におけるOSCEの学生の準備	148

10　OSCEの評価　151

OSCEステーションの採点	151
OSCEステーションでの評価	152
OSCEの及第点	155
OSCE得点をパーセンテージ評価に変換すること	156
OSCEセッションで合格すべきOSCEステーション数	157
採点と評価にOSCEステーションの映像を利用	157
OSCE採点と評価に定量的方法を使用	158
OSCE評定基準カテゴリーの列挙	160
索　引	161

表およびボックスのリスト

表

表4-1	病歴聴取のOSCEの評価基準：呼吸・咳	34
表4-2	病歴聴取のOSCEの評価基準：耳・鼻・喉	37
表4-3	病歴聴取のOSCEの評価基準：眼の充血	39
表4-4	病歴聴取のOSCEの評価基準：腹痛／下痢	42
表4-5	病歴聴取のOSCEの評価基準：腹痛／排尿困難	43
表4-6	病歴聴取のOSCEの評価基準：胸痛	46
表4-7	病歴聴取のOSCEの評価基準：呼吸困難	47
表4-8	病歴聴取のOSCEの評価基準：下肢の痛み	48
表4-9	病歴聴取のOSCEの評価基準：頭痛	50
表4-10	病歴聴取のOSCEの評価基準：腰痛	53
表4-11	病歴聴取のOSCEの評価基準：手の湿疹	55
表4-12	小児の特徴的な病歴聴取のOSCEの評価基準：発疹のある3歳の子ども	57
表5-1	成人の耳・鼻・喉のフィジカルイグザミネーションの評価基準	67
表5-2	成人の呼吸のフィジカルイグザミネーションの評価基準	70
表5-3	心血管系のフィジカルイグザミネーションの評価基準	74
表5-4	患者が下腹部痛と泌尿器症状を呈しているときの腹部のフィジカルイグザミネーションの評価基準	77
表5-5	異常なおりもののある患者における骨盤のフィジカルイグザミネーションの評価基準	80
表5-6	腰痛のある患者の頸部と背部のフィジカルイグザミネーションの評価基準	83
表5-7	肩のフィジカルイグザミネーションの評価基準	88
表5-8	膝のフィジカルイグザミネーションの評価基準	93
表5-9	脳神経の機能，症状，テストの要約	97
表5-10	一過性脳虚血発作を示唆する症状のある患者の評価基準	101
表5-11	発疹のある3歳の子どもに対するOSCEの評価基準	104

List of tables and boxes

表7-1	うつ病の評価のOSCEの評価基準	119
表7-2	コレステロールの血液検査後に結果を説明するOSCEの評価基準	121
表7-3	肝機能の血液検査後に結果を説明するOSCEの評価基準	123
表7-4	クラミジア検査の結果を伝えるOSCEの評価基準	124
表7-5	高血圧の治療と管理を伝えるOSCEの評価基準	126
表7-6	皮膚感染の治療と管理を伝えるOSCEの評価基準	127
表8-1	OSCA Part 1　病歴聴取の評価基準	132
表8-2	OSCA Part 2　フィジカルイグザミネーションの評価基準	134
表8-3	OSCA Part 5　治療と管理の評価基準	139
表9-1	安全な処方と情報の伝達に関するOSCEの評価基準	144
表9-2	背部痛の関連診断に焦点を絞った病歴聴取のOSCEの評価基準	145
表9-3	下痢に焦点を絞った病歴聴取ステーション課題のOSCEの評価基準	147
表10-1	病歴聴取のOSCEステーションで強調された重要な評価基準	154
表10-2	定量的なOSCEスタイルの採点方式	159
表10-3	「ボーダーライン」と評価された学生の獲得点	159

ボックス

ボックス 7-1	うつ病患者のシナリオ	119
ボックス 7-2	患者のコレステロール値の検査結果	121
ボックス 7-3	肝機能障害のある患者のシナリオ	122
ボックス 7-4	患者の肝機能検査結果	123
ボックス 7-5	クラミジア検査の結果を待つ患者のシナリオ	124
ボックス 7-6	高血圧患者のシナリオ	125
ボックス 8-1	息切れをともなう患者のシナリオ	131
ボックス 8-2	息切れをともなう患者のフィジカルイグザミネーションの結果	135
ボックス 9-1	腰痛を訴える患者のシナリオ	145

まえがき Foreword

　今日のイギリスにおいて，ヘルスサービスを発展させる要素として看護師の役割拡大が重要であることは，この本の読者は誰も疑わないだろう．全ての人々に必要な医療の発展は，看護師にとって大きな責務である．診察，問診，処方や紹介は，かつて医師の独占業務だったが，いまや高度実践看護の一部を占めている．しかし，これらの妥当性を問う団体もあり，実践できるレベルとするためには一定の基準をもって訓練や評価を適切に行っていくことが必須である．

　客観的臨床能力試験（OSCE）システムによって，リアルな臨床現場を想定し，アドバンスレベルとして実践が本当に安全か否かを判断することができる．長年にわたり，さまざまなコースに評価者として携わってきた経験から，一部の学生がとてもよく事前学習をしていることがわかっている．だからこそ，看護実践の質を向上させ，全国的な標準化を可能にする本書の刊行を喜ばしく思う．

　両著者は，最前線の臨床経験を有し，長年，ロンドン・サウス・バンク大学でナースプラクティショナーや看護処方者に関する教育と評価を行ってきた．ロンドン・サウス・バンク大学の標準化されたOSCEは，国内の多くの高度実践プログラムに影響を及ぼした．非常に実用的でよく調査された本書は，学生，評価者，教員を問わず，OSCEの準備をする者にとってかけがえのない教材となるであろう．

Jenny Aston
Chair of the Royal College of Nursing Nurse Practitioner Association
October 2008

序文

　正看護師として登録後，ナースプラクティショナーのようにさらに学習を望む看護師は，通常，高度な臨床実践に関連した学部課程か大学院に進学する。この高度看護コースの重要な要素は，学生の高度な臨床実践スキルの習得と，その後の大学ベースの実技試験に基づいた高度な実践能力の評価である。本書は，高度実践看護コースの学生が臨床実践能力を評価する実技試験（一般的に知られている OSCE）を受けるにあたり，活用できるものである。

　イギリスでは，臨床看護実践能力を評価する方法として，OSCE はますます常習的になっている。しかし，既存の研究論文は発展する高度実践看護 OSCE には追いついておらず，現在，OSCE に備える高度実践看護コースの学生や教員を支援するテキストの整備が遅れている。医学生向けの OSCE 書籍は多く存在しているが，これらは医学教育の予備登録レベルであり，基本的なものから高度な臨床実践技術までを含めたものである。一方，高度実践看護コースの学生は，すでに資格を有する医療従事者であり，ほとんどの学生は入学前に臨床経験がある。そのため，すでに資格を有してからの臨床経験があり，基本的な臨床スキルは習得している。しかし，こうした看護学生には高度な臨床実践のスキルが必要である。本書はナースプラクティショナーの評価として，基本的な OSCE の準備に活用できる。

Preface

　われわれにはナースプラクティショナーや医師以外で処方権を獲得しようとする学生にOSCEを準備してきた豊富な経験があり，イギリス看護協会やロンドン・サウス・バンク大学での仕事を通して学士および修士レベルのOSCEを計画し，実施している。この2つは，高度な看護OSCEを導入している中心的な施設である。本書は，整合性，一貫性そして簡単に理解できる形で，ナースプラクティショナーや医師以外による薬剤処方の評価にOSCEを活用している経験を事例で示している。われわれは，イギリス全域において，ナースプラクティショナーや医師以外による処方のプログラムに本書が必要不可欠なものとして組み込まれ，勧められることを望んでいる。これは，高度実践看護コースの学生に対して適切な助言をする教員にも当てはまる（高度実践看護コースの学生にはOSCEによる指導が教員の業務となっている）。さらに，本書には日々の実践に精通しているナースプラクティショナーの実践力を記述している。

Julian Barratt
Helen Ward
October 2008

著者について About the authors

Helen Ward（ヘレン・ウォード）は，1994年にイギリス看護協会のナースプラクティショナー課程を修了し，ナースプラクティショナーとして勤務している。ロンドン・サウス・バンク大学の医師以外による薬剤処方とナースプラクティショナープログラムの主任教員で，ロンドン中心部にある看護主導型のウォーク・イン・センターでナースプラクティショナーとして臨床でも働いている。

Julian Barratt（ジュリアン・バラット）は，1991年に正看護師の資格を取得後，救急看護師として働いている。1997年からは，プライマリーおよびセカンダリーヘルスケア領域でナースプラクティショナーとして働いている。ロンドン・サウス・バンク大学のナースプラクティショナープログラムの上級講師であり，ロンドンの東ダリッジでナースプラクティショナーとして臨床実践も行っている。

寄稿者 Contributor

Jaya Ahuja MB BS MD(ジャヤ・アフジャ)
ロンドン・サウス・バンク大学で薬物療法学の上級講師をしており,第9章(医師以外による処方のOSCE)と第10章(OSCEの評価)の執筆に多大な貢献をいただいた。

イントロダクション

本書の利用方法

　本書は，学士と修士コースのナースプラクティショナーの学生および看護処方者のプログラムを受講している学生向けに，臨床実践能力を評価するOSCEプロセスに焦点を当てている。OSCEを実践するにあたり，段階的な教育方法を理解することができ，OSCEの評価と準備を担う大学教員へのガイダンスにもなる。本書には，学生と教員への助言を含んでおり，最初は不自然に思われるかもしれない。しかし，筆者らは，臨床実践能力を評価するためのOSCEは，開放的で明白なプロセスとして，準備や評価について学生に非公開にするべきではないと考えている。学生がOSCEを復習するのに役立つ情報を見出すことを期待している。

　本書は，臨床実践のガイドとしてだけではなく，高度実践看護や医師以外による処方のOSCEの予習や復習用テキストとして活用していただきたい。学生の学修や病歴聴取・フィジカルイグザミネーションの技術指導についての中心的な教科書として大学で推薦されるものである。予習・復習の書籍としては，各々の大学で推薦された教科書とともに読むべきであろう。重要な点は，推薦されている教科書は，一般的に各々の大学

Introduction

での OSCE 評価基準を示しており，学生はこの関係性を理解しておく必要がある。本書は，Bates' Guide to Physical Examination and History Taking の内容を多く参考にしている[1]。

　本書は10章で構成されており，内容は看護や，医師以外による処方についての高度な臨床実践評価のための OSCE プロセスに関することである。一度に全てを読み込む必要はない。予習や復習として必要な部分に分けて，各章を読んでいくようにする。各章は OSCE に関する簡潔な解説から始まり，続いて必要なスキルや OSCE 評価基準に関連したことが要約されている。OSCE 評価基準に関する実際的なプレゼンテーションは，大学によって異なるかもしれないが，その内容は概して類似しており，些細な違いは各々の大学で使用している教科書で指導していく。

引用文献

1) Bickley L, Szilagyi P. *Bates' Guide to Physical Examination and History Taking*. 9th ed. London: Lippincott; 2007.

1

OSCEプロセスの概要

高度実践看護のOSCE試験

　高度実践看護の客観的臨床能力試験（Objective Structured Clinical Examination；OSCE）とは，明確に規定された臨床スキルの構造的評価である。この試験では，病歴聴取やフィジカルイグザミネーションなどの高度な臨床実践スキルの一つひとつの構成要素を評価するようにデザインされ，学生はこれら一連の実技試験を受けて修了となる。

　OSCEは初め，1970年代後半に客観的に医学生の臨床能力を評価する方法として開発された[1]。筆記試験や小論文などの従来の評価方法は，学問的な達成度を反映する一方で，必ずしも臨床能力は反映していなかった。そのため，ベッドサイドでの非公式な臨床能力評価ではなく，正式に臨床能力を評価する必要性が認識された。現在，医学教育のための臨床評価方法としてOSCEが確立しているとはいえ，看護における臨床能力評価として活用されるまでには時間を要した。しかし，今では高い評価を受けており，ナースプラクティショナーや看護処方者を目指している正看護師の学生の高度な臨床能力評価として，広く活用されている。

　OSCEを小論文や筆記試験などの従来の評価方法と一緒に使用する場合，OSCEは有益な教育ツールとなり，臨床と学術の両方を合わせた教育的発達を学生にもたらす。

　高度実践看護のOSCEは，高度な臨床スキルの実践的評価である。学生は，患者相談で用いる臨床スキルの範囲を評価するためにデザインされた個々のOSCEステーション（個々のOSCEは通常"ステーション"と呼ばれる）に，評価者と一緒に配置される。評価は事前に決められている客観的な採点方式を用いる。実際に学生の試験で行われるOSCEステーションの1つは，OSCE"セッション"と呼ばれる。OSCEステーションは日常の臨床実践の不確実さを反映させるため，従来の筆記試験と同様にOSCEセッショ

ンの内容は学生に知らされない。

高度実践看護におけるOSCE活用の歴史

　医学教育におけるOSCEの成功をもとに，ロイヤル・カレッジ・オブ・ナーシング・インスティテュートは，1990年代の初期，先駆的にOSCEをナースプラクティショナーのカリキュラムに取り入れた。この革新的でありながら，しばしば論争の的となるプログラムは，高度な臨床スキルが明確に定義されたカリキュラムのなかに，臨床疑問や臨床問題の解決を組み込むことで，ナースを従来の「補助する人」から「問題指向のアプローチをする人」へと，より現代的に看護の枠を押し広げた。病歴聴取・フィジカルイグザミネーション・臨床推論といった高度な臨床スキルは，これまでは医師のみに許されたスキルであったが，このプログラムを策定する過程で，こうした高度な臨床スキルが求められるナースプラクティショナー教育課程の学生の臨床能力を，客観的に評価する方略が必要であることが明らかになった。

　OSCEは，ロイヤル・カレッジ・オブ・ナーシング・インスティテュートによって設置されたナースプラクティショナーの学生の臨床能力を評価するために，医学モデルを基本に作られた。この基本となるナースプラクティショナーのOSCEは，各々10分間で10ステーションのセッションで構成され，2つの記述型ステーションと8つの模擬患者によるシナリオステーションがある。これらのステーションは，当初はクラスで教える臨床スキルとして作成され，臨床実践へと発展した。この10ステーションモデルは成功し，その改訂版は，現在も元ロイヤル・カレッジ・オブ・ナーシング・インスティテュートのナースプラクティショナーチームで使用されており，このチームは2000年にサウス・バンク大学内のRCN（ロイヤル・カレッジ・オブ・ナーシング）開発センターへ，2003年にはロンドン・サウス・バンク大学へと移行した。

　現在，イギリス各地の大学では，ロイヤル・カレッジ・オブ・ナーシング・インスティテュートやロンドン・サウス・バンク大学と協働し，高度な看護実践力が不足している正看護師に対して，高度実践看護教育プログラムを用いた育成を行っている。これらのプログラムは，通常，高度な臨床実践（生理学，臨床検査，コンサルテーション・コミュニケーション技術，臨床診断，薬理学，処方そして患者管理）に関連する単位で構成されている。これらの臨床に焦点化した単位は，従来の学術的視点で評価される。

　しかし，これらを大学の基礎教育のなかで実施するだけでは，到達目標の達成は十分ではなく，高度な看護技術を実用的なものとして修得することが，ナースプラクティショナーとしての臨床実践に必要である。したがって，他の大学も高度な臨床実践スキルの学生の習得度，さらに，実践能力が向上しているかを評価するためにOSCEを活用し始め

た．それぞれ基本となるOSCEは，高度実践看護コースの学生の臨床能力を評価する最も適切な方法として，高度実践看護コースの教育者が直面する課題に対応するなかで，長年にわたって改変されてきている．OSCEの形式は大学によって異なるが，病歴聴取やフィジカルイグザミネーションのような共通した高度な臨床実践スキルの習熟度を客観的に評価する原理は，すべて共有している．

OSCEは，正看護師になる前の教育として，バイタルサインを記録し評価するような基本的な臨床スキルを評価するものとして，今も広く用いられている．一方，高度実践看護のOSCEは，正看護師の臨床能力を評価する．したがって，ナースプラクティショナーの学生である正看護師は，基本的なスキルはすでに達成していることを確認しているため，高度実践看護のOSCEにはバイタルサインの記録のような基本的臨床スキルは含まれない．その代わりに，経験的・実践的・理論的に統合された臨床スキルの能力があるか，または高度実践看護の熟達したレベルにあるかの評価が必要になる[2]．このように，高度実践看護のOSCEは，正看護師として登録された初期に必要な能力レベルよりさらに上の複雑な臨床能力を評価する．そのため，丁寧に計画された一貫性のある継続的なOSCEの準備が，ナースプラクティショナーの学位プログラム全体ならびに大学教員に必要とされている．学生や教員のOSCE準備については，第2章，第3章でそれぞれ詳細に検討している．

臨床的安全性や役割能力に関するOSCEの評価

OSCEは臨床の安全性を評価するのか，あるいは役割能力を評価するのかについては，さまざまな議論がある．実施するうえでの安全性を厳密に確保するとすれば，学生はすべての患者をセカンドオピニオンとして開業医か専門看護師に任せることになる．これは安全である一方，現実的に求められる上級ナースプラクティショナーのアセスメント・計画・実践・評価という，患者ケアに関する自立した実践レベルにはそぐわない．高度実践看護師には期待される業務基準があり，学生は全体的に安全なアプローチのなか，高度実践看護師の役割能力の範囲内でその業務能力を示す必要がある．したがって，学生はOSCEステーションにおいて，潜在的に重大な臨床徴候と症状を特定する必要があり，逆に，OSCEステーションは，学生に重大な臨床徴候と症状を特定させる機会を与えるようデザインされている必要がある．つまり，一般的に高度実践看護OSCEは，臨床的安全性と役割能力の両方を評価すべきである．

OSCEプロセスの妥当性

『妥当性』という用語は，ある測定法が意図したことを実際に測定している程度・度合いを指す（つまり，OSCEにはうたわれているとおりの効果があるのか，ということで

ある)。試験のプロセスとしてOSCEの妥当性は必要である。大学は上級ナースプラクティショナー，または看護処方者であるかどうかを評価し，その役割を果たすことのできる高度実践看護の卒業生を輩出する義務がある。

OSCEには2種類の妥当性がある。それは内容妥当性と表面妥当性である。OSCEに関する内容妥当性は，試験内容の首尾一貫性が検討されているか，特徴や専門領域が評価できるようデザインされているかについて専門家集団によって判断される[3]。内容妥当性は，OSCEステーションの開発や内容を更新することを通して，定期的にそのプロセスを見直すことで対処している。教育プログラムで教えたカリキュラム内容をOSCEに反映させることで，実践的な臨床評価が可能なOSCEとなる。OSCEの規定表（specification table）は，プログラムの学習効果をクロスリファレンスし，各OSCEステーションで評価する中心的な臨床実践スキルを明確に示すことで，妥当性の確保に役立つ。

表面妥当性は，評価基準が意図しているものを実際に評価できるかどうかという問題への対処である。例えば，ステーションの評価基準が学生にとってあまりに難しかったり，配分された時間内で終了できなかったりする場合には見直しが必要となる。

OSCEプロセスの信頼性

ある特定の試験によって，学生のパフォーマンスを合理的に判断できる場合，その試験結果は信頼性が高い（すなわち，OSCEの得点と学生のパフォーマンスとに矛盾がないか？）。信頼性の基準は，OSCE評価が安定していて予測可能であり，信頼できる評価方法であるということである。さまざまな要因がOSCEの信頼性に影響を与える可能性がある。それは，学生と評価者の態度，その後の相互作用，評価者による主観的な判断，試験場所・騒音・照明・温度のような環境要因などである。

評価者の主観性の問題には，評価者の判断の公正性や一貫性を監視するために，各ステーションで評価者の行動を観察する独立したOSCEコーディネーターを活用することで対処が可能である。OSCEの信頼性に影響する重要な因子の一つは，OSCEの長さである。評価項目が増えるにつれて，得点に影響を及ぼす偶然の因子は減少する。このように学生が獲得すると思われる正当な得点の予想につながり，OSCEの信頼性が高まる[4]。

OSCEセッションで一般的に評価される高度な看護技術の範囲

上級ナースプラクティショナーのOSCEの多くは，特定の高度な臨床実践の能力範囲を試験するように設定されている。元々はアメリカのナースプラクティショナーの教員の

全国組織（NONPF）で発表されたもので，ロイヤル・カレッジ・オブ・ナーシングによって開発された上級ナースプラクティショナーの領域や能力が掲載されている[5]。OSCEで一般的に評価される高度な臨床実践のスキルの範囲を以下に示す。

- 対人関係やコミュニケーションスキル
- 病歴聴取のスキル
- 体系化されたフィジカルイグザミネーション
- メンタルヘルスアセスメント
- 鑑別診断を含む臨床的判断
- 臨床的問題解決技術
- 臨床所見と臨床検査の解釈
- 治療や紹介を含む臨床状況の管理
- 患者教育
- ヘルスプロモーション
- 緊急時の安全かつ適切な行動

ロンドン・サウス・バンク大学では，ナースプラクティショナーの学生に対して，最終学年にOSCEの10ステーション（3つのフィジカルイグザミネーションステーション，3つの病歴聴取ステーション，コミュニケーションスキル・報告・治療・管理などを行うステーション。最後に緊急的な臨床状況に対する学生の反応を見て質疑応答を行う）によって，高度な臨床実践スキルの範囲の達成度を確認するための試験を行う。これらのステーションでは，プライマリ・ヘルスケアにおけるすべての年代に通じる高度な臨床知識やスキルを試験する。大学卒業後のナースプラクティショナーの学生に対しては，10ステーションのうち，2つのステーションでOSCE形式を用いた長い事例を使用し，学生の知識の広さではなく深さを高度な臨床知識として細かく試験する。しかし，これらのOSCEセッションの例は，ロンドン・サウス・バンク大学のみから引用されたものであり，英国の他大学におけるOSCEセッションで使用されるOSCEステーションの数や種類には違いがある。どのOSCEセッションが正しいというわけではなく，上級ナースプラクティショナーの実践に関する分野や能力の達成度を試験するための最適な到達目標をもつべきである。

引用文献

1) Harden R. Gleeson F. Assessment of clinical competence using an objective structured clinical examination(OSCE). *Med Educ.* 1979; 13: 41-54.
2) Waldner M. Olson J. Taking the patient to the classroom: applying theoretical frameworks to simulation in nursing education. *Int J Nurs Educ Scholarsh.* 2007; 4(1): 1-14.
3) Bowling A. *Research Methods in Health: investigating health and health services.* Buckingham: Open University Press; 2002.

4) Burns R. *Introduction to Research Methods*. London: Sage; 2000.
5) Royal College of Nursing. *Advanced Nurse Practitioners: an RCN guide to the advanced nurse practitioner role, competencies and programme accreditation*. London: Royal College of Nursing; 2008.

参考文献

Rushforth H. Objective structured clinical examination(OSCE): review of literature and implications for nursing education. *Nurse Educ Today*. 2007; 27: 481-90.

Ward H. Barratt J. Assessment of nurse practitioner advanced clinical practice skills: using the objective structured clinical examination(OSCE). *Primary Health Care*. 2005; 15(10): 37-41.

2 学生のための OSCE 学習スキル

　この章では，学生がOSCEを行うときに，OSCEを通して自信がもてるよう支援するための学習スキルについて述べる。評価の一部にOSCEを活用している多くの大学は，学習支援体制を整備してOSCEを実施している。学生は大学の案内書を読んで，その内容を把握する必要がある。案内書には大学で行っているOSCEの実際が説明されている。

試験としてのOSCE

　学生がOSCEに合格するには，OSCEを実際の試験であると認識する必要がある。つまり，学生は従来の筆記試験と全く同じように，実際のOSCEで活用する関連情報を学習し，復習する必要がある。OSCEに合格するには，推薦されているコースの教科書や講義ノートを読むだけでは十分ではない。これしか学習していない学生は，不合格になってしまう。学生は病歴聴取やフィジカルイグザミネーションのために要約された一連の場面を学習し，責任をもって参加し，積極的に学習に取り入れる必要がある。これらの一連の場面を学習しておくと，実際のOSCEでは自信をもって取り組めるであろう。

　OSCEではファシリテーターや指導者がいようといまいと，学生は臨床現場で必要な技術を実践することに違いはない。OSCEは臨床現場での学習に加えて，学生同士の非形式的なスモールグループでOSCEスキルをトレーニングする手助けとなる。スモールグループによる学習は，よりリラックスできる方法であり，同じ試験を受ける他の学生と討論することで，自分のスキルを発展させることができる。

ロールプレイとしてのOSCE

　さらに学生は，OSCEに合格するために，評価者・患者・学生によるロールプレイの

必要性を理解しなければならない。学生はできる限り，臨床で日常的に行っているように自分自身の専門の看護実践をロールプレイで示す必要がある。評価者はロールプレイで学生の外見を見ているのではなく，デモンストレーションを通して，冷静さや自信，礼儀正しさなどの専門職としての学生の対話を見ている。そのため，学生は実際に実践し，評価者や患者とできる限り対話する必要があり，臨床状況設定のOSCEスキルを練習することの重要性を強調している。多くの場合，意思の疎通があいまいな学生を評価者が見つけるのはとても簡単で，これはOSCEパフォーマンスの評価全体に影響する。臨床的に不確実な状況に直面しても，学生は，高度実践者に必要とされるスキルの一部は自信をもって実践したという印象を示す必要があることを，覚えておくとよい。

OSCEの実際（実用性）

　個々のOSCEは，時間が限られたステーションで行われる。時間は，5分〜1時間の範囲か，それ以上のこともあり，自分たちの大学でOSCEに使える制限時間を確認する必要がある。OSCEステーションが終了する前に，アラームや口頭で制限時間が告げられる。これは実施スピードを上げるか，ステーションを時間内に終了できるかの目安になる。

　ほとんどのOSCEステーションは，通常，自分，評価者，そして患者の3人で構成される。ステーションでは評価者は，必要に応じて評価者と患者を演じなくてはならない。通常，評価者の役割は有資格のナースプラクティショナーやメディカルドクター，自分の大学でOSCEプロセスを熟知しているコースの教員が請け負う。患者役はコース教員や臨床医が担当するが，時には役者（関係者）が演じることもある。専門職資格試験のための医療系大学での患者の活用状況と比べれば頻度は少ないものの，高度なOSCEステーションでは実際の患者を活用することもある。

　OSCEステーションでのパフォーマンスに関して，フィジカルイグザミネーションのステーションでは，患者役を演じる人を実際に診察する必要がある。この試験では患者役が服を脱ぐ必要があるかについて，学生がその必要性を判断することに意味がある。患者役は自分の判断で服を脱ぐことはできない。つまり，学生から服を脱ぐように依頼されるのを待つ。また，学生はステーションに配置されている診断装置を適切に使用する必要があり，OSCEの前には，聴診器や耳鏡などの器具を使い慣れておく必要がある。患者役を演じる人は，OSCEステーションに関係のある基礎疾患の症状があってもなくても可能である。OSCE中に病的な異常に気づいた場合は，学生は評価者に報告しなければならない。

OSCEの構成要素

　学生は自分が学んでいる高度な看護プログラム全体を通して，OSCEへの準備が与えられていることを知る。例えば，形成評価としての模擬OSCEである。OSCEのフィードバックは建設的に行うべきで，模擬OSCEを行った直後，まだ学生の記憶が鮮明なうちにできるだけ早く行うことで，学生の臨床スキルを向上させる。評価者が言うことを，学生はよく聞く必要がある。フィードバックは，学生のコミュニケーションスキルだけでなく，基礎知識を中心に行う。『患者』は，患者としてどのように感じたか，例えば，快適に感じたかなどについて学生にフィードバックする（「患者が言っていたことを聞いていたか？」「丸暗記したことを質問していただけか？」「患者に質問する時間を与えたか？」など）。形成評価としての模擬OSCEは，試験という条件下でのOSCEプロセスを理解し，OSCE試験の本番が来たときに実践的な観点から何をすべきか正確に理解できるように，OSCE問題用紙の構造を把握する機会を与えてくれる。

OSCE準備に対するヒント

準備

- どのような臨床状況か，思い浮かべながら注意深く教員の話を聞きなさい。そこにヒントを見つけられるだろう
- OSCEに合格するために必要な知識や技術について考えなさい

病歴聴取

- 効果的（構造的，系統的）な病歴聴取にかかわるキーポイントを暗記しなさい
- キーポイントを省略せず確実に病歴を聴取するために，覚書の活用を検討しなさい
- 与えられた時間内で病歴聴取の練習をしなさい。例えば，10分の病歴聴取ステーションの場合，10分で病歴聴取をしなさい。時計やタイマーを使って，10分がどの程度なのか，制限時間内で終わることができるか把握しなさい
- 患者との良好なコミュニケーションスキルを発揮すると同時に，系統的・構造的方法で病歴聴取ができると自信がもてるまで，患者に行うのと同様に家族や友人で練習しなさい。質問責めにされていると，患者に感じさせてはならない

フィジカルイグザミネーション

- OSCEで行う可能性があるフィジカルイグザミネーションについて検討しなさい
- 各部位のフィジカルイグザミネーションについて，正常なフィジカルイグザミネーションの手順を覚えなさい
- 制限時間内（例えば10分）で各部位のフィジカルイグザミネーションを練習しなさ

- い。時間を測るために時計やタイマーを使用しなさい
- 数分で行う必要があるものについては，系統立てて完全に実施できるようにしなさい
- フィジカルイグザミネーションの際に行ったこと，感じたこと，聞いたこと，考えたことを説明しなさい
- フィジカルイグザミネーションから引き出した異常所見について，鑑別診断の観点からこれらが意味することを説明する準備をしなさい

コミュニケーションスキル

- 効果的なコミュニケーションの重要な原理である，健康教育，結果の説明，意思決定と優先順位の決定，緊急的な状況の効果的な管理，感覚と感情を働かせることについて復習しなさい。臨床でのコミュニケーションで自信のもてない領域がある，もしくは臨床実践領域で共通する状況を体験したことがない場合は，同僚や友人，家族に対して自信がつくまで行い，コミュニケーションスキルを磨こう

OSCEステーション実施に際しての助言

- 仲間，ファシリテーター，仕事の同僚とロールプレイしたり，考えられるシナリオについて討議することによって，ステーションの練習になることを覚えておく
- OSCE内容に不慣れだからといって，ステーションを練習しないと決めつけてはいけない。それがOSCEに出ることがある
- OSCEにおいて「これは自分の実践領域ではない」と言うことは認められない。対象領域をコースのなかで教示されている場合は，OSCEステーションに含めることができる
- 不安だったり神経質になっているときは，物事を急ぐ傾向にある。練習しているときには10分は長いと感じるが，実際の試験ではとても早く過ぎるものである

OSCE当日：ガイダンス

　OSCEは，学生がプログラムのなかで学んできた臨床スキルや学び得た知識を実践するよい機会である。おそらく緊張するかもしれないが，評価者はそれに気づき，緊張を和らげてくれる。OSCEの前にはよく準備し，何時にどこでOSCEをするのか，正確に把握しておく。もしガイダンスに遅れたからといって，慌てることはない。時間どおりに着いたなら，OSCEコーディネーターに自分がいることを伝えなさい。

　OSCEコーディネーターは始める前に，OSCEの簡単な説明をする。学生はコーディネーターが何を言っているのか，注意して聞く。この説明内容は，重要であり，次のことを含んでいる。

- 施設管理：非常口，火災報知器，トイレ，休憩やステーション間の出入り

- 最初にスタートするステーション
- 指揮命令系統
- 各々のステーション時間
- ステーションの形式：例えば，3つの病歴聴取ステーション，3つのフィジカルイグザミネーションのステーション，コミュニケーションや情報伝達，治療や管理，というような他の4つのステーションを合わせて10ステーション
- ステーションの移動に必要な休憩間隔
- OSCEに必要な物品や各々のステーションで利用できる物品
- 根拠に基づくガイドラインの使用，OSCEで覚えておくべき薬剤処方
- 時間前に終わったときにすべきこと
- 同僚間でステーションの内容について議論しない
- OSCE中，取り乱したときにすべきこと
- ステーションを進めるタイミングは指示される。例えば，ステーションが10分であれば，OSCEコーディネーターは8分が経過したときに，残り2分で終える必要があることを知らせてくれる
- 制限時間前にOSCEステーションが終わってしまいそうな場合，OSCEで抜かしてしまった手順を突然思い出し，評価者に訂正して示したいと考えるかもしれないので，時間のある限り，終了までステーションを続ける努力をすべきである
- OSCEを始める前にコーディネーターへ質問する機会があるかどうか

OSCEを復習するための3つの必須サマリー

1. 達成する必要のあるOSCEの範囲や広さを含めて，所属する大学でのOSCEの教育評価に関する規則や要件を確認する。
2. OSCEステーションの一連の順序の学習と見直しをする（すなわち，記憶する）。
3. 臨床環境のなかで，学生仲間，同僚や家族，友人と一緒に日常的にOSCEステーションの順序を練習する。

参考文献

Franklin P. How to ensure you pass an OSCE. *Nurs Times*. 2005; 101(43): 76-7.

3 大学教員のためのOSCEの準備

OSCEステーションの開発方法

　OSCEステーションの開発は，大学間でそれぞれ異なり，これまでのところ高度看護実践教育用の国家基準のOSCE形式は存在していない。OSCE開発において根本的に留意されるべき点は，計画されたステーションの内容が大学単位の教育内容を反映していることを保証し，ステーションの評価基準が関連するプログラムや大学単位の学習成果に対応していることである。

　OSCEステーションのアイディアはアカデミックチーム（OSCEのために事前に選ばれた学内・学外の評価者で形成されたチーム）から出されるかもしれない。例えば，アカデミックチームのメンバーは，筋骨格系のフィジカルイグザミネーションに関連した具体的なステーションを開発できる。このステーションを開発するには，最新のエビデンスに基づいた文献を参考にする必要があり，もし，教員たちがその専門家ではなく，OSCEステーションで提案された課題の臨床経験がない場合は，理想的には臨床専門家である医師や看護師との協議が必要になる。ステーションは，一度策定したらOSCEを実施する前に試験的に行い，内容を改良する必要がある。

　学生や評価者のためのOSCEワークショップは，ステーションのエンドユーザーである学生や評価者が提案されたステーションの内容と形式を，批判的に検討する理想的な機会を提供している。

　OSCEステーションを開発し試験運用したら，OSCEシナリオのベースとなる臨床領域に携わる外部の評価者と，少なくとも1名の専門家を含めた専門家委員会を設けて精査すべきである。最終的に選び出した評価基準は，大学での教育のコアとなる臨床テキストや国のいくつかの政策ガイドラインと相互参照しておく必要がある。委員会で精査した

OSCEステーションは，OSCEを運用しているアカデミックチームによって定期的に検討し，最新の状態に維持しておかなければならない。

　評価基準は，エビデンスに基づいた明確で正確なものであるだけでなく，"学生への指示" "患者への指示" "評価者への指示" をも兼ねている。もし，学生や患者，評価者への指示が明確でなければ，誤って解釈し，学生は課題に正しく回答しないかもしれないし，評価者や患者は，間違ったステーション運営をするかもしれない。評価基準やステーションの指導が不明瞭であれば，評価者は学生の能力を主観的に判断してしまう。このような判断は，そのステーションの信頼性に学生間で差を生んでしまうかもしれない。評価基準は，学生の実践が不適切，または，全くできていないか，正しく基準を満たしているかどうかを評価者が確認するために，明確にしておかなければならない。
　この評価方法は，いくつかの異なる形式をとる。最も簡単なOSCEステーションの採点システムの一つは，以下のカテゴリーのいずれかの基準を使用して，個別に評価することである。
- 正しく実施した
- 正しく実施しなかった
- 全く実施しなかった/省略した

OSCEの採点と評価については，第10章でより詳細に検討している。

学生にOSCEの準備をさせる方法

　前述したように，OSCEに合格するには，教科課程を通して学生側の継続的な準備が必要になる。高度実践看護を担当する臨床教員は，学生のこの継続的な準備をサポートする役割を担う。OSCE情報の提供は，コース開講時に正確に行い，OSCEがすべて終了するまで継続して行う教員の基本的な活動である。学生は，OSCE教育の発展をサポートするために，口頭や文書，オンライン情報を受け取る必要がある。コース開講時からOSCEに必要な要件を学生に認識してもらい，OSCEの準備に専念できるように，口頭や文書による情報は，授業の時間割のなかで提供される。

　ほとんどの高度実践看護コースは，臨床検査入門から開始し，学生ができるだけ早くOSCEプロセスの経験を積むことができるよう，小規模なOSCE試験は，初期段階に導入すべきである。この初期段階でのOSCEは形成的評価であり，総括的評価でもあり，それは個々のコースの要件による。学生はコースの修了や最終的な総括的評価に向かって，可能な限りより広い範囲のOSCEステーションでOSCEを実施すべきである。

　実際の学生支援の方法は，定期的なOSCE準備のワークショップを運用することである。これらのワークショップでは，学生は各々のOSCEの詳しい必要条件を知ることができ，実際の配置（例えば，学生のステーション時間ごとの割り当て）がなされ，学生は

ピアグループ内でOSCEについて質問する機会がもてる。教員はワークショップの際に，間近に迫ったOSCEの実際と形式について，不明な部分はないかを学生に確認する必要があるので，学生が不利な立場に置かれることはない。

こうした配慮の一つとして，OSCE準備ワークショップでは，シミュレーション試験条件下での模擬OSCEステーションで，学生の実践を管理している。学生は3人の小グループになり，ガイドとして実際のOSCE試験用紙とシナリオを使用して，学生・患者・評価者のそれぞれの役割を交代しながら実践する。ステーションでの役割のローテーションが終了した後，管理している臨床教員は学生の実施状況を簡潔に振り返り，ステーションでのパフォーマンスに関する質問に答える。筆者らの経験上，実践に焦点化したOSCE準備ワークショップのセッションは，OSCE準備やその後のOSCE試験における学生のパフォーマンスに，非常に有益かつ安心感を与えているといえる。

模擬OSCEを録画したビデオの活用

OSCE準備ワークショップに対する学生の要望は，実践的かつ完璧にOSCEに合格する方法を確認できるよう，クラスグループの前で模擬OSCEステーションを行い，自己学習することである。こうした要望は理解できるし，適切ではあるが，シミュレーションOSCEを実行するにはスタッフのうち少なくとも2名の人手が必要になる。また，30名以上をワークショップの1つのグループとする学生の前では，"ライブ"で首尾一貫したOSCEパフォーマンスを発揮することは難しい。

ライブでのOSCEパフォーマンス，スタッフや時間に対するニーズの要望をふまえ，筆者らは学生のOSCEに対する学習ニーズを満たす別の方法を考えた。ナースプラクティショナーと開業医による協議では，録画したビデオは，臨床におけるコンサルテーションのシミュレーション教育の開発を目的に使用されており，多くの場合，高い評価を受けている。

ビデオ録画は，1980年代半ばから，特にコンサルテーション・コミュニケーション能力の評価や学習のために，医学教育や研究に応用されている[1,2]。最近では医学教育ビデオの有用性が検証されたことを受けて，専門性の発展のために看護学や教育学などの他の学問分野での活用が増加し，注目を集めている。また，ビデオカメラの使い易さや最近のデジタルメディアへの移行から一般化してきた[3]。

OSCE教育の準備にシミュレーションのビデオ録画を用いる方法は，臨床・アカデミックチームが採用し，発展させてきたもので，この教育は成功をおさめている。OSCEの教育開発の支援方法としてビデオ録画は次のような理由で魅力的である。
- デジタルビデオレコーダー技術の使いやすさ

- ビデオ録画は，スタッフとのフレキシブルな時間の使用を可能にする
- OSCEパフォーマンスの間違いを修正できる
- 同じビデオ録画を複数の学生集団で使用できる

　記録はデジタル化されているので，大学の仮想学習環境のような，インターネットベースのプラットホーム上での映像配信や，YouTubeのように一般公開されている共有サイトで利用でき，学生は都合のよい時間にアクセスすることができる。

　筆者らはまず最初に，ナースプラクティショナーの学生の最終学年で使用する病歴聴取のOSCEステーションのビデオ録画を試験的に制作した。この録画を振り返ったところ，ビデオ録画にあたって台本がなかったこと，これらには導入がなかったこと，スキルラボ（学生のOSCEが通常行われる場）で録画されていたため，観やすい映像ではなかったことなどがあげられた。しかし，この録画を最終学年の学生に観せたところ，よい評価を受けた。このシミュレーションOSCEの録画によって，筆者らのそれ以降のビデオ録画はより一層改善している。

　改善を図るために，看護教育臨床スキルのビデオ制作にあたっていくつか提案のあったCorballyに私たちは作業の相談をした[4]。Corballyの主な提案[5]は，計画した台本が時間内に実施可能なことを確認すること（私たちは10分のOSCEステーションのいくつかについて，実際のシナリオ基準を使用することでこれを達成した），"ナーシング・スキルズ・センター"でビデオ撮影をすること（私たちはそれ以降，大学のクリニカル・スキルズ・ラボで録画した），適切なビデオ録画装置へのアクセスを確実にすること（デジタルビデオ録画とアップロードが提供できる ビクター Everio GZ-MG77EK ハードディスクビデオカメラが使用可能であった）であった。

　現在，筆者らは咳の病歴聴取，耳・鼻・喉の診察，腹部診察と病歴聴取，膝の診察，背部痛の病歴聴取，小児の発熱の評価などの領域をカバーしたシミュレーションOSCEを撮影している。

　学生のフォーカスグループ評価によれば，シミュレーションOSCEのビデオ録画は，視覚的な学習のメインとなる学習法として学生は満足していると報告している。OSCEの不明瞭な部分について，その詳細を明確に提供し，クラス単位のOSCE学習を促進させ，学生に安心感を与えている。特に，ビデオ録画をオンラインで入手できることは，学生が都合のよい時間に再学習でき，自分に合ったスピードで利用できるため，非常に便利なことがわかる。

　これらのビデオ録画は進行中のプロジェクトであり，私たちは高度実践看護の学生の学習ニーズをサポートするために，同じようなシミュレーションOSCEのビデオ録画の使用を他の大学にも勧める。私たちが制作したシミュレーションOSCEビデオ録画選集は，http://www.youtube.com/LSBUOSCE[6] で閲覧可能である。

成功するOSCEセッションの構成と運用方法

　OSCEは，費用や時間，大きな労働力を要する試験である．成功するOSCEセッションを運用する鍵は，大学スタッフ，テクニカルスタッフ，管理スタッフがOSCEについてよく説明を受け，組織され，不測の事態にできる限り備えることである．この項では，成功するOSCEセッションの準備と運用に重要な役割を果たす，OSCEコーディネーターの役割に焦点を当てる．

OSCEセッションの準備

　OSCEセッションは，OSCE組織の全面的な責任者としてOSCEコーディネーターが配置される場合，通常はスムーズに実施できる．コーディネーターは，OSCEの実施に際し十分に準備することが求められている．OSCEの準備は，OSCE開催の3カ月前から開始するのが理想的である．コーディネーターは，OSCEのステーションの数と種類を決定する必要がある．これは，プログラム評価を開始する時期とOSCEのレベルによって決定される．アカデミックチームのメンバーとの連絡は，最終的にステーションを選択し，決定するために必要である．

　OSCEの日時，形式，内容が決定したら，OSCE評価者と患者になる可能性がある者に連絡し，協力可能かどうかを確認しておくことが必要である．確認は，文書や電子メールで行って構わない．回答期限を確認し，協力が得られなかった場合には，代わりの参加者に打診するなど柔軟に対応できるようにしておく．

　OSCEコーディネーターは，すべてのOSCEステーションで評価者および患者の準備ができているか，患者シナリオに適切に割り当てられているかを確認する必要がある．例えば，OSCEシナリオで急性の腹痛を訴える若い女性患者を必要とする場合，模擬患者は若い女性が演じる必要がある．OSCEシナリオが特定の民族の患者を必要とする場合も，同様に，それに対応する民族的背景の人に患者を演じられるように準備する．

　コーディネーターが各ステーションに評価者と患者を適切に割り当てたら，計画したOSCEセッションを再確認することを推奨する．この時点で，評価者およびロールプレイ患者との略式の契約が成立している．

　コーディネーターは，参加者の協力が得られるよう確約を取るようにしてみよう．評価者あるいは患者にどたん場でキャンセルされてしまい，とてもいらだたしい思いをすることがあるからだ．最終段階でのキャンセルを最小限にする方法のひとつとして，OSCEセッションの欠席は，近親者の死，病気やけが，交通状況の混乱のような重大な状況に限定される旨を記した確認書を発行することである．

OSCE実施の2〜3週間前に，コーディネーターは評価者と患者に評価票とシナリオをメールで送る。これは，評価者と患者がシナリオに慣れ，大学で教えられた臨床スキルとテクニックが最新の状態にあることを確認する機会になる。このメールには，評価者と患者がいつ・どこで必要なのか，大学のキャンパスと建物の配置図などの詳細な情報が含まれる。

OSCE前日

可能であれば，OSCE開催の前日にOSCE環境の準備をする（クリニカル・スキルズ・ラボが一般的に使用される）。各ステーションは，患者の診察や問診に十分なスペースが必要である。評価者はテーブルが必要な場合があり，各評価者，患者，学生には椅子が必要になる。スクリーンは各ステーションを分けるために使用し，それぞれのステーションは手が届くような近い距離には設置しない。必要に応じて，ステーションにはステーション番号や種類のラベル表示をする。ベッドやソファが必要な場合は，安全に使用できるようにしておく。ベッドや診察台が必要な場合は，ベッドリネンは清潔か，患者用の枕と毛布は十分な数が用意されているか確認する。各ステーションには，必要に応じて学生が使用できる予備の紙とペンを用意しておく。OSCEコーディネーターは，OSCEに必要なすべての診察機器が正常に使えること，それら（耳鏡や検眼鏡に使用する場合）に必要な予備の電池があることを確認しておく必要がある。

OSCEコーディネーターは，各ステーションでOSCEの評価者と患者用に次のようなことを確認する必要がある。

- 休憩時間とセッション後のフィードバックミーティングなどを含む当日のタイムテーブル
- 参加学生の名簿
- すべての指示を完備したステーションのシナリオ
- 必要十分なマークシートと予備
- 患者のシナリオ
- より大きな文字や色つきの紙での指示が必要となる障害（例えば失読症）をもつ学生のための個別の学生指示票
- 画像，検査結果，追加情報などは，学生の書き込みやステーションを離れる際の持ち去りを防止するために，できるだけラミネートしたほうがよい

OSCEセッション当日

OSCEコーディネーター

OSCEコーディネーターは，早めにOSCE会場に到着している必要がある。コーディネーターは評価者に挨拶して当日のスケジュールを説明し，評価者の役割が果たせることを確認するために，評価基準とOSCEシナリオの説明を繰り返し行う。評価者と患者は，

お互いにすべての評価基準を適切に認識しているか，患者が学生に期待していることを認識しているかなどの点を確認するために，シナリオをリハーサルしてみる必要がある。OSCEコーディネーターは，当日の全体の円滑な運営の責任者である。OSCEセッションが（時間制限のあるステーションを含む場合は，時間を計るストップウォッチや時計が必要）スケジュールどおりに実施されることを保証し，すべての参加者がそれぞれの役割を認識していることを確認しなければならない。

評価者と患者

ほとんどのOSCEステーションは模擬患者のシナリオで，各ステーション2名の評価者で行われる。評価者の1名は，あらかじめ決められた評価基準で学生のパフォーマンスを観察・評価する。もう1名の評価者は患者役を果たす。大学によってはロールプレイの患者は，OSCEシナリオのために特別に訓練された俳優を起用している。いくつかの大学では，OSCEでのロールプレイの患者として安価な演劇部の学生を活用している。臨床評価者は，高度実践看護の卒業生のなかから，OSCEステーションを実施した経験があり，OSCE評価者のワークショップに参加している者が選ばれる可能性がある。または，大学の同僚のネットワークから紹介されるかもしれない。大学によっては，地元の臨床のつながりやネットワークに頼り，OSCE評価者として医師，開業医などを活用することができる。すべての評価者と模擬患者は，OSCE評価の必要条件を熟知している必要がある。

OSCEセッションの当日，フィジカルイグザミネーションが求められるステーションの場合，評価者は患者に異常がないか確認するために，必要なフィジカルイグザミネーションを行わなければならない。例えば，耳の検査を必要とするステーションであれば，評価者は患者の鼓膜の状態を把握している必要があるし，耳垢がある場合，学生がそれについてコメントすることを評価者は想定しておく必要がある。

学生

OSCEコーディネーターの役割は，当日，学生ができるだけ落ち着いた状態でいられるようにすることである。学生は神経質になっているので，OSCEを始める前にリラックスできるような支援が必要になるかもしれない。コーディネーターは，OSCEの手順を明確に学生に説明し，OSCEで何を期待されているかについて学生が理解できているか確認する必要がある。

評価者と学生の役割については，学生に明確に説明すべきである。もし，学生ごとに開始するステーションがすべて異なる巡回順序であれば，OSCEコーディネーターは，各学生がどこから開始しなければならないか，計画どおりにステーションを巡回する方向をわかりやすく示す必要がある。もし，学生がステーションに割り当てられた時間よりも早く終了した場合でも，学生が心のなかでシナリオを再現することで，すでに省略してし

まった項目を突然思い出すかもしれないので，学生にはステーションに留まるよう助言する必要がある。理想的には，学生は割り当てられたステーション時間が時間切れになった場合や，すべてが完了したと確信できた場合以外は，ステーションを離れるべきではない。ステーション間においてOSCEセッション進行中は，学生がお互いにOSCEステーションのシナリオを話し合うことは防止すべきである。お互いの情報は必ずしも正しくない場合があり，誤った情報が他のステーションでの学生のパフォーマンスの妨げとなる可能性がある。

OSCEの外部評価者/管理者

　筆者らは，外部の評価者を選任することは，すべての学生間での評価の一貫性や公平性の確保と，各OSCEセッションを批判的に評価するためにはよいことであると考えている。この外部評価者は，コース評価をするために従来作成された評価の構成要素を評価する役割があり，言い換えると，OSCEのプロセスを批判的に評価するために特別に選出することができる。OSCEの外部評価者は高度な看護実践を熟知している必要があり，最近のOSCE試験を経験している必要がある。第10章で述べているように，OSCE外部評価者はOSCEを評価する役割も果たすことができる。

OSCEセッションの終了後

　OSCEコーディネーターは，OSCEセッションが終了した時点でフィードバックセッションを行うこともできる。ここで評価者と患者は，自分たちのステーション運用の良し悪しについて報告することができ，彼らの意見によってはステーションを改良する必要がある。評価者と患者にとって，このフィードバックセッションは，OSCE実施中の学生にどんな手順のときに問題が発生する可能性があるかを，アカデミックチームに対して強調して示す機会となっている。このグループフィードバックの形式は，個々の学生のOSCEの表面妥当性に貢献している。OSCEのフィードバックセッションの最後は，評価者が個々の学生のパフォーマンスに関する優れた点や注意点について即時に評価し，学生にコメントする機会として利用することもできる。これらの即時コメントは，OSCEの評価プロセスを学生に通知するためにアカデミックチームが使用することができる。コーディネーターの最後の重要業務は，すべての学生の答案用紙を照合し，評価できる状態にあることを確認することである。

OSCE評価者のワークショップ

　〈学生にOSCEの準備をさせる方法〉の項で，学生の学習を支援するためのOSCEワークショップについて触れた。学生のワークショップに役立てるための補助的手段は，OSCE評価者に焦点を当てたワークショップを開催することである。本学では，OSCE評価者は全員，評価者の役割を果たす能力があると判断される前に，OSCE評価者ワー

クショップの準備に参加する必要がある。これは，評価者全員が同じ基準をもって準備することで，自分の役割を十分に理解できるようにするためである。

OSCE評価者のワークショップは，高度実践看護プログラムのOSCE運営を担当する大学教員が主導して行われる。1日かけて開催されるOSCE評価者のワークショップは，大学によって定期的にすべての学年ごとに1〜2回開催されている。ワークショップへの参加を推奨することは，自分自身の専門能力開発を継続的に行っている証明になることを，参加者に認識させることにつながる。

OSCE評価者ワークショップの構成

- OSCEで評価されている高度実践看護研究のプログラムの紹介
- OSCEプロセスの定義；OSCEとは何か？
- OSCEの妥当性と信頼性
- 使用されているOSCEステーションの数と種類
- 各OSCEステーションの長さ（時間）
- 検討された高度な臨床スキルの範囲
- 全体的な観点からどのような検討がされているか？ 例えば，ナースプラクティショナーのプログラムに関する検討では，ナースプラクティショナーの学生が独立して評価を計画し，患者に提示する高度なケアの提供と評価ができるかどうかを認めるために，重要な臨床スキルの範囲をテストする。
- 学生に対するOSCE準備の紹介
- OSCE評価者になるための基準
- OSCE評価者の役割
- OSCEの得点
- 合格とOSCEステーションの照会基準
- すでに検証されているOSCEステーション，または，試験運用が必要な新たに開発されたステーションのいずれかで，2〜3人の小グループで患者シミュレーションを実践する

高度実践看護のOSCEの評価者になるために提案された基準

OSCE評価者になる人の要件は以下のとおりである。
- 評価を目的としたOSCEを受け，高度実践看護プログラムを卒業していること（この要件は，評価者になる人はOSCEを受けた経験のある学生であったことを意味する）
- 試験に必要な臨床領域で適切な経験があり，該当する臨床実践領域で高度実践看護師として経験があること
- OSCE評価者のワークショップに参加していること
- 学生の試験に専心できる，また，その意思があること

OSCE評価者の役割

各OSCEステーションでのOSCE評価者の役割は，以下のとおりである。
- 特定の臨床スキルで学生のパフォーマンスを観察すること
- 評価基準に従って学生のパフォーマンスを評価すること
- シートへの記入を完了し，一貫性がチェックされ，各基準がすべて揃っているか確認すること
- 試験の運営に貢献すること
- 試験を受ける学生が特定のOSCEステーションで公平かつ一貫した経験があることを確認すること

OSCE評価者の役割ではないことは，以下のとおりである。
- 評価基準から外れて，試験用紙に書かれていないことを学生に質問すること
- 試験を行うステーションを書き換えること
- 患者の役割に干渉すること
- 自分の採点方式を使用すること
- 試験中に学生を教えること；学生の現在の知識と適用された臨床スキルのみを評価すること

評価者は，この項で詳しく述べたように，その役割機能を認識して行う必要がある。

大学教員のためのOSCE準備活動のサマリー

- ワークショップを通して，学生と評価者の準備を組織する。
- 実際のセッションに先立ち，OSCEセッションの日時と場所を計画する。
- 募集した評価者と患者の出席を，OSCEセッションの事前に再確認する。
- 使用するOSCEステーションを選定し決定するために，アカデミックチームのメンバーと連携する。
- OSCE試験用紙の印刷を手配する。
- 可能であれば前日にOSCEステーションを設置する。
- 評価者・患者・学生の確認をする。
- すべての関係者に，それぞれの役割についてブリーフィングを行う。
- OSCEセッションが，予定通り，正しい時間で運営されているかを確認する。
- OSCEセッション終了時にすべての答案を照合し，OSCE後のミーティングで使用するとともに，司会役を務め，評価者のコメントをメモする。

引用文献

1) Pendleton D, Schofield T, Tate P, Havelock P. *The Consultation: an approach to learning and teaching.* Oxford: Oxford University Press; 1984.
2) Pendleton D, Schofield T, Tate P, Havelock P. *The New Consultation: developing doctorpatient communication.* Oxford: Oxford University Press; 2003.
3) Heath C, Luff P, Sanchez Svensson M. Video and qualitative research: analysing medical practice and interaction. *Med Educ.* 2007; 41: 109–16.
4) Corbally M. Considering video production? Lessons learned from the production of a blood pressure measurement video. *Nurse Educ Pract.* 2005; 5: 375–9.
5) Corbally, op. cit
6) Simulated OSCEs. Available at http://www.youtube.com/LSBUOSCE (accessed 9 Oct 2008)

4 病歴聴取の OSCE ステーション

病歴聴取のOSCEステーションとは

　典型的な病歴聴取のOSCEステーションは，咳，胸痛，尿路症状のようにある特定の一般的な不快症状について，患者の訴えからそのエピソードや問題に焦点を当てた経過を聴取する能力を評価しようとするものである。病歴聴取のステーションの終わりには，シナリオにつながる可能性のある鑑別診断リストを示すことを求められるかもしれない。鑑別診断リストを示すことは病歴聴取のOSCEを通して評価する根本的なテーマであり，構造化された分析の枠組みのなかで患者から正確で詳細な情報を引き出す能力である。患者から病歴をとることはコンサルテーションの基本的な機能である。的確で分析的な病歴聴取なしに，患者がもつ問題についての鑑別診断を明確にすることはできない。実用的な病歴聴取のフォーマットは，それぞれの患者についての健康情報を体系化して得るために構築された枠組みである。この枠組みは，ナースプラクティショナーと患者間の関係を築き社会的な関係性を深めるものとして，アセスメントのプロセスでとても重要なポイントである。例えば，看護者が病歴聴取するときに，患者個人の固有なニーズに敏感に反応してスタイルやトーンを調整し，変化させることが重要となる。

病歴聴取のステーションにおけるキーポイント

　シナリオによらず，病歴聴取のステーションのなかで，守らなくてはならない，いくつかの重要な行動と焦点を絞った質問がある。ポイントを次に要約する。

> **病歴聴取のキーポイント**
>
> 1. 患者に自己紹介をする
> 2. 最初の質問をする
> 3. 問題（症状）の持続期間について尋ねる
> 4. 同じ症状をもつ人が他にいないかを尋ねる
> 5. その症状の程度や性質について尋ねる
> 6. その症状の部位や広がりについて尋ねる
> 7. 患者自身が行っている対処方法について尋ねる
> 8. 症状が現れてからの期間について尋ねる
> 9. 関連した症状について尋ねる
> 10. 患者自身の見解について尋ねる

1. 患者に自己紹介をする

　自己紹介によって，誰が評価者で誰が患者なのかがわかりやすくなるだろう。患者の隣に座ったり患者に近づくこと，評価者でなく患者に質問を向けることを確認しよう。これはあなたが患者に集中していることを評価者に示すことになる。

　ボディランゲージが重要であること，患者があなたと一緒にいて心地よいと思わせる必要があることを思い出そう。もし，あなたが患者と離れすぎていると感じるなら，患者はあなたと気持ちが通じることができないと感じるかもしれない。また，あなたが近づきすぎても，あなたの存在に圧迫感を感じるかもしれない。

2. 最初の質問をする

　自己紹介を終えたら，患者の思いを引き出せるようなオープンクエスチョンで，病歴について「今，どんなことが心配ですか？」「今日はどうしましたか？」などと病歴聴取を始める。このようなオープンクエスチョンは素早く問題を明確にし，病歴聴取のステーションに独特なシナリオの文脈について理解しやすくなる。患者の反応を遮ることなく耳を傾けよう。あなたは患者に確認の質問をしたくなるかもしれないが，注意深く聞かなければ，きわめて重要な情報を聞き損ねてしまうかもしれない。患者の話がとぎれたら，そこで初めて，あなたは患者のストーリーについて，さらに明らかにするよう質問を行う。

　オープンクエスチョンの目的は，患者自身の言葉で来院の理由（相談に来た理由）を語らせることにある。そこにいる患者は，必ずしも通常の臨床でよくある患者に利用できる知識とそぐわないかもしれないことを思い出そう。念入りに構造化された質問をすることが，患者から情報を引き出すあなたの能力を高めることになる。患者の話すことに注意深く耳を傾け，必要に応じて患者が話した内容を繰り返したり，要約しながら質問を続ける。この技術は，あなたが患者の話すことをよく聞き，理解できるようになることを目的

としている．同時に，質問によって順序だてて述べるために，あなたの考えをまとめる時間を得ることができる．

患者の主訴を明らかにするとともに，あなたは，より正確に，その問題の本質を解き明かす必要がある．患者が訴える主な不調や症状から，注目すべき特徴の理解につなげるよう患者を誘導しなければならない．患者の症状の性質は，その文脈や関連因子や経過について明確にすべきである．また，あなたは常に患者にわかりやすい言葉を使わなければならない．

ここで「OPQRSTU」というあなたの質問の指標となる病歴聴取のエッセンスを紹介しよう．これを利用することで，患者のかかえる問題の特徴を注意深く考察するうえで，あなたの病歴聴取が一貫して系統だてて行われていることを評価者に対して示すことができる．

病歴聴取のコツ

O：他にも同じ症状の人がいるか／他の症状はないか；other people affected/other symptoms?

P：刺激（増強）するもの／緩和（軽減）するもの；provocative and palliative?

Q：質と量；quality and quantity?

R：部位，広がり（放散），再発；region, radiation and recurrence?

S：症状の重症度（つらさ）／他の症状；severity of symptoms/other symptoms?

T：出現のタイミングと対処方法；timing and treatment?

U：あなた（患者）は何がよくないと考えているか〔例：患者（付き添いの人）はどのように思っているか〕；what do you think is wrong (i.e. what the does the patient/carer think)?

最初の質問を強化し，引き続き質問をすることで，患者の反応を発展させ，患者の問題をさらに分析する助けとなる．

3．問題（症状）の持続期間について尋ねる

その症状がどのくらいの時間続いているのか，正確に患者に尋ねよう．もし，数日間といったあいまいな答えなら，その「数日」の意味を明確にするように患者に確認する．以前に同じような症状を経験したことがあるかを尋ね，もし，そうなら症状の出現の仕方は同じ様子だったか尋ねる．

4．同じ症状をもつ人が他にいなかったか尋ねる

家庭や仕事において，患者と近しい関係にある人に最近同じような症状の人がいたかどうか確認する．この質問は，特に近しい人が最近同じような症状を経験していた場合，患者の問題が感染性疾患の可能性があるかどうかを明らかにする．

5. その症状の程度や性質について尋ねる

　ここで症状の程度（重症度）について判断する必要がある。患者のもつ症状が，仕事など通常の日常生活の活動をするのに影響していないか患者に尋ねる。その問題は睡眠に影響はないか尋ねる。もし，その問題が痛みや障害を引き起こしているとしたら，患者に10段階の評価尺度を用いて，その程度がどのくらいかを尋ねることができる。

　いったん痛みや障害の程度を確認したら，あなたはその問題の正確な状態を評価する必要がある。患者にあなたに対して痛みや問題の状態を説明してもらう。例えば，「それはずっと続いているのか，断続的なのか？」「それは運動時など特定の活動をするときだけに起こるのか？」「どのような痛みか？」「刺すような痛みか，ずきずき痛むのか，しめつけられるような痛みか，あるいは鈍い痛みか」などである。睡眠中，特定の姿勢をとっているとき，歩行しているときなど，何か症状や痛みを悪化させるようなことはないか尋ねる。また，症状や痛みを軽減させることはないか尋ねる。もし患者が息切れを経験しているなら，息切れで休まなくてはならない状態になるまでどのくらいの距離を歩けるか尋ねる。

　これらのタイプの質問は，客観的に問題の程度を評価する助けになる。もし，問題が歩行，更衣，入浴などの普段の活動を妨げているなら，そのとき，彼ら自身が普段の活動と比較して異常な状態と気づくだろう。そしてあなたはその問題の重要性とつらさに注意を払うべきである。

6. その症状の部位や広がりについて尋ねる

　その症状の正確な部位を患者に尋ねる。その症状がいつも同じ部位にあるか，またはどこか他の部位に広がるのか尋ねる。もし，患者が痛みを訴えたら，その痛みはどこにあるか患者自身に示してもらうようにする。患者自身の身体の感覚はいつも正しいとは限らないが，患者自身に指さしてもらうことでその症状の部位をより正確に把握できる。

7. 患者自身の対処方法について尋ねる

　患者自身が行っている対処方法を確認しよう。これは患者自身が経験している症状について患者自身の健康認識を理解するうえで役に立つ。例えば，鎮痛薬や代替療法の使用についての考え方を明らかにすることは，次のような質問に役立つ。彼らが症状を和らげるために何かしているようなら，それを患者に確認する。質問の例としては「何か試してみたことはあるか？」「対処方法や薬の使用頻度は？」「対処方法や薬はいくらぐらいか？」「それはどれくらい効果があるか？」「薬や対処方法を最後に用いたのはいつか？」などがあげられる。

8. 症状の出現している期間について尋ねる

その症状は，良くなったり悪くなったりするのか，それとも変化しないのか，患者に確認しよう。もし変化があれば「どのように変化するか」「ペースは変化するか」「最近の症状の変化は患者自身の手当によって変化したか」確認する。生活習慣病のプロセスは実に特異的であり，そのためにその症状に明確なパターンがあるかどうかは，その解決のために重要である。病状の進行の一般的な例として，例えば典型的な帯状疱疹は，その前駆症状として小水疱ができた2, 3日後に起こる。

9. 関連した症状について尋ねる

もし患者に他にも気になる症状があれば，新たに出てきた症状について尋ねる。それらが関係あるかどうかは別としても，確認する必要がある。気になる症状についての一般的な質問をする一方，元々の問題から考えられる他の特徴的な症状については，特に注意して質問する必要がある。例えば，尿路感染症が疑われる患者では，背部痛，嘔気・嘔吐，異常な膣からの分泌物（おりもの），外陰部の炎症，発疹や潰瘍について確認する必要がある。「他に何か症状がありませんか？」と聞くだけでは不十分である。患者は今ある問題と関連しないと思うあいまいな症状については，自分からは積極的に情報提供しないことがある。このような認識の不足については，OSCEシナリオに組み込みやすいものである。

10. 患者自身の見解について尋ねる

ここでの質問は，患者の問題についての患者自身の考えや不安および治療への期待を明らかにすることに関連している。患者にその問題が何だと思うか尋ねてみよう。「患者はその症状と関連して何を心配しているか」「なぜ今日みてもらいに来たのか」「訴えている問題についてどうしてほしいと思っているのか」尋ねる。患者は症状に関連した特別な心配があるかもしれないし，症状に対して恐怖があるのかもしれない。大切なのは患者のニーズに対してただちに返答するために不安の正体を明らかにすることである。子どもの親など，患者は付き添いと一緒に来ていることもある。この場合，彼らをこの議論に参加させたほうがよいだろう。

患者が訴える問題や症状についてあなたが十分に把握したと思った時点で，問題に焦点をあてた病歴聴取の段階は自然に終了する。そしてこれが患者から背景因子についていくつかの質問をする合図となる。

病歴聴取のステーションで確認すべき患者の背景

既往歴

一般的に実生活において多くの患者が過去に何か病気を抱えていても，それが現在訴えて

いる問題に関連しないと考えて病歴を明かすのを躊躇することは予測できる。これはよくあることかもしれないし，そうでないかもしれない。いずれにせよ，患者の病歴の情報を解釈し判断するのは，看護者の責務である。OSCEの患者でも同様であり，既往歴について特有の質問をする必要がある。例えば，今も続いている医学的問題があるかどうか，患者に確認する必要がある。また，入院や手術の経験がないかどうか，または長期間にわたる内服治療をしたことがないかも確認する。これらの焦点を絞るタイプの質問を使うことで，患者の既往歴をより完全に描くことができる。

家族歴

いったんその患者の既往歴を聴取したら，知っておく必要のありそうな家族歴がないか確認する。ここではきょうだい，両親，祖父母といった1親等，2親等の近親者の遺伝性疾患を探る。最も一般的なものとしては心疾患，糖尿病といくつかの癌が含まれる。もし何かあれば，患者にできるだけ具体的に尋ねる。例えば，もし親が45歳で心臓発作でなくなったとしたら，75歳での心臓発作よりも重大な情報である。

薬の使用状況／投薬歴

さて，あなたはこれまでに患者が使用した薬について考慮しなければならない。現在服用している薬があるかどうか患者に確認しよう。もし患者の答えが「イエス」なら，彼らが"どんな薬を""何のために""どのくらいの頻度で"使用しているか尋ねる。処方されたとしてもそのとおりに飲んでいないかもしれないので，処方されたスケジュールどおりに内服しているか尋ねる必要がある。もし，指示どおり飲んでいないなら，それはなぜか確認する。また，数日間以上にわたって処方された薬がなかったか確認する。

処方薬に続いて市販薬に変更していることがある。患者が市販薬を何か飲んでいないか確認する。もしあれば，"何の薬を""何のために""いつ"飲んでいるか確認する。また，何か漢方薬や類似した治療法，その他の補完代替薬品や治療法を使用しているか尋ねる。

アレルギー

ここでは第一に，その患者が以前飲んだ薬の副作用に注目すべきである。もし，副作用があれば，アナフィラキシーのように病院での治療が必要な重篤な問題だったか確認する。薬に対するアナフィラキシー反応の経験や，例えばかゆみをともなう発疹程度のあまり重篤ではない副作用の経験について，明らかにする必要がある。また，薬品，食品，ラテックスのような非医薬品に対するアレルギー反応を経験していないかについても，患者に確認する必要がある。

社会的背景

この部分の病歴聴取は患者や介護者にとってデリケートな問題かもしれない。OSCE

ステーションのシナリオによっては，これらの社会的な部分についての質問をどのように聞くかについて評価されることを念頭に置く。もし生活習慣についての質問なら楽に質問できるかもしれないが，社会的背景に関連するような，より患者の個人的な問題にふみ込むような質問には困難がともなうかもしれない。患者の生活環境に批判的にならないことを頭に置かなければならない。しかし，あなたは単に患者の特定の病気の過程の危険因子を明確にしようとしているに過ぎない。社会的背景の領域をカバーするものは次のとおりである。

職業
　患者の職業について聞き，この仕事に就いてからの期間を尋ねる。彼らが仕事にやりがいを感じているか尋ねる。仕事上の不満は患者の訴えのなかにストレスや不安の原因が隠されている可能性を示している。退職した患者にはこれまでに就いた仕事を尋ねる。何の仕事をどのくらい行っていたか尋ねる。患者の訴える問題と関連する可能性のある職場環境要因について考える必要がある。

　職業は，患者の抱える問題が職業と関連する可能性があるとき，特有の鑑別診断を明確にするヒントになる。もしうつ病のような精神的な健康障害を考えるなら，職業や職歴は重要になる可能性がある。

社会的状況
　患者は"誰かと一緒に住んでいるか"，もしくは"一人暮らしか""配偶者やパートナーと一緒なのか""親族や友人と暮らしているか""扶養している子どもがいるか"尋ねる。その他に，"彼らの住宅の形式は""その住居は当面，彼らに適しているか""患者の状態に応じて，上らなくてはならない階段はあるか""浴室はどこにあるか""トイレは利用しやすいか"などについても尋ねる。

　これらの社会的背景についての質問は，患者の社会的・職業的状況を明らかにしてくれるし，あなたの患者のために次に何をすべきかを決める手がかりや管理計画に影響する可能性がある。

生活習慣についての質問

　次の論点は患者の訴えている問題に関連する生活習慣への洞察を与えてくれる。

喫煙
　患者の喫煙歴は，その患者の抱えている問題に直接影響している可能性がある。まず喫煙者かを尋ねる。喫煙者なら，"タバコは何を吸っているか""1日にどれくらい吸っているか""どのくらいの期間喫煙していたか"尋ねる。もし喫煙していないなら，"これまで

に喫煙歴があるか""いつやめたのか"尋ねる。また，"かつて何を1日どれくらい吸っていたのか""喫煙していた期間はどのくらいか"確認する。高齢者との同居の有無は，慢性病の寄与因子の可能性がある受動喫煙の有無を確認するのに役立つ。

アルコール

喫煙とともにアルコール消費もまた，患者の訴える問題に直接影響している可能性がある。患者に飲酒の有無を尋ねる。もし飲酒するなら，"1日あるいは1週間にどの程度飲むか""飲んでいるアルコールの種類は何か"，もし必要なら，"それぞれの性別について安全なアルコールの量に関する知識があるか"確認する。

ドラッグ（娯楽薬）

ドラッグの使用は常に価値のある情報ではないが，時にその使用方法の知識が求められる。これはデリケートな質問であり，彼らの過去について秘密を守らなくてはならない。まずドラッグを何か使ったことがあるか患者に尋ねる。もし使用したことがあれば，"何の薬で""いつ""どのくらいの頻度で""どのようなタイプのものを使用していたか"尋ねる。使用していない場合，"過去に使用していたか"を尋ね，もし使用したことがあれば，"使用頻度""最後に使用したのはいつか""何を使用したか"を尋ねる。

渡航歴

旅行は一般的なものであるが，特定の国では予防接種が勧められる。熱帯の感染症を罹患するリスクを考慮しなければならない。患者に最近海外に行ったことはないか尋ねる。もしあれば，"それはどこか""マラリアが心配される地域か""マラリア予防で推奨されている処置はとったか"を確認する。

運動・身体活動

毎日基本的にどの程度体を動かす活動をしているか，患者に尋ねる。"決まった運動やスポーツをしているか"，もし行っているなら，"どのような運動を""どれくらいの頻度で"行っているのか尋ねる。

婦人科に関する既往歴（適応がある場合）

婦人科的な質問は，女性の患者の抱えている多くの問題においてよく着目される。妊娠可能な年齢の女性において焦点を当てるべきことは，その患者の妊娠の可能性に気がつくことである。特に重要なのは，腹部や骨盤もしくは尿路に問題がある場合，特に子宮外妊娠のリスクを除外することである。

患者には，妊娠の可能性や妊娠する機会があったと思うかを尋ねる。避妊の方法を確認し，もしあれば，その方法で最近トラブルがなかったか尋ねる。

また，患者に"最終月経はいつか""月経は正常だったか""いつもの周期の通常の期間だったか""規則的だったか"，もし妊娠したことがあれば，"それは何回か""それぞれの妊娠の結果（満期産，早産，自然流産，妊娠中絶など）"を確認する．もし関連しそうなら，初潮や閉経の年齢について尋ねる．最後に，子宮頸部の塗抹検査を行ったのはいつかと，その結果について尋ねる．

性に関する健康歴

いくつかの所見には患者の性生活が関連している可能性がある．

患者に性生活があるか尋ねる．"決まったパートナーがいるか""症状が起こる前の3カ月間で，新たなパートナーと性交渉があったか""最終の生殖器系の検診はいつ受けたか""これまでに性感染症に罹患したことはあるか"，もしあれば，"どのような種類で""どのくらい前のことか""どのような治療をしたか"尋ねる．

要注意症状の質問

患者の健康歴聴取において熟慮しなければならないキーコンセプトは，要注意症状（ときどき警告症状とも呼ばれる）である．注意事項にある質問は，患者の主訴の文脈において，深刻な病理を示す可能性がある重要な徴候と症状である．

例えば咳を呈している患者では，もしかすると例えば肺炎，結核または肺癌のような深刻な問題を示しているかもしれず，喀血，持続する発熱，胸痛，持続するあるいは悪化している呼吸困難，意図しない体重減少などがないかを明らかにすることが不可欠である．要注意症状を引き出すためには，簡単に理解できる質問で患者に直接的に尋ねることが重要である．

例えば，喀血の注意事項では，単に何かを吐いたかどうかを聞くよりむしろ，血液を嘔吐したかどうかを，特に患者に聞く必要がある．

他の身体系統との関連性において網羅すべき特定の質問例

（これらの質問は，前述の既往歴の情報と関連させ，柔軟に適用させる）

呼吸器系の病歴聴取

ここでは典型的なOSCEの病歴聴取シナリオである咳または息切れのある患者について示す．
- 生物学的な記述：患者の年齢について考える．例えば，慢性閉塞性肺疾患（chronic obstructive pulmonary disease；COPD）は概して老人にみられる
- 症状を明らかにすること

- **現在の医学的状況**：患者はふだんのように体調がよいか，もしくは医学的な診断はされていないか
- **呼吸器の状態，特にぜんそくまたは慢性閉塞性肺疾患（COPD）のような過去の病歴**：もし存在するならば，"どのようによい状態にコントロールしているか""引き金となる因子は何か""使用している呼吸器関連の薬剤は何か""使用している薬はどのような効果があるか""入院して治療する必要がある状態になったことがあるか"尋ねる
- **家族歴**：特に呼吸器に関連した状態
- **社会的背景**：住宅状況，職業，過去の職業
- **生活習慣**：喫煙，飲酒，ドラッグ（娯楽薬），旅行，運動・身体活動
- **薬物療法**：タイプ，処方薬，市販薬，漢方薬・代替療法など，いつ使用し，どのように使用しているか（コンプライアンスについての考え）
- **アレルギー（もしぜんそくの既往があるならアトピーは重要である）**
- **最近，誰か感染症をもつ人と接触していないか**
- **現在までの予防接種（子どもの場合）**
- **現在の症状**：症状の持続期間，いつよくなるか，いつ悪くなるか，呼吸のパターン
- **睡眠を妨げる症状か**
- **咳**：タイプ，痰をともなっているか？ もしそうなら，どのような痰か

注意事項

- 喀血したことはないか。血性の痰が出たことはあるか，もしあるならそれはどのようなものか
- 発熱をともなっていないか。もしあれば，解熱薬によってコントロールできるか
- 寝汗をかくことがないか
- 意図しない体重減少はないか

表4-1 | 病歴聴取のOSCEの評価基準：呼吸・咳

評価基準：呼吸・咳
学生は自己紹介をし，患者に対してオープンで温かな対応を示す
学生は病歴聴取のために構造化されたアプローチで行う
学生はオープンクエスチョンを使う
学生は患者の来院の理由を明らかにし，問題の徴候と時期を記述する
学生は患者の咳の性状について尋ねる
学生は耳，鼻，喉といった他の症状について尋ねる
学生は注意事項を引き出す 　・喀血 　・発熱 　・胸痛 　・息切れ

（つづく）

評価基準：呼吸・咳

- 寝汗
- 意図しない体重減少

学生は胸部の過去の問題，一般的な既往歴，薬の使用歴，アレルギー，喫煙・飲酒の量，社会背景と渡航歴について引き出す

学生はその問題についての患者の考えを引き出す

耳，鼻，喉，リンパ節の問題

耳，鼻そして喉の典型的な病歴のシナリオは，喉のひりひりする痛み，副鼻腔の痛みまたは耳痛のある患者が提示される可能性がある。

耳の病歴を引き出す：
- 問題の発症
- それは急性に起こったか，または徐々に起こったか
- 痛みの程度（もし必要であればペインスケールを使用する）
- 痛みの部位と他のところへの放散はどうか
- 耳から分泌物はあるか
- 耳から出血があるか
- 鎮痛薬を使用しているか
- 過去に感染，耳だれまたは耳垢などの耳の問題があるか
- 最近の上気道感染の徴候があるかどうか
- 聴力の喪失があるか
- 耳鳴りがあるかどうか
- めまいやふらつきがあるか
- 患者が職場環境の騒音にさらされていないか
- 患者は耳をきれいにするために，綿棒を使用していたか
- 患者は最近耳の外傷を経験したか（これは音響性の外傷を含む）
- 耳に異物が入ったことがないか
- 患者は最近水泳・ダイビングをしたか
- 患者は最近飛行機で旅行をしたか
- 患者はいつもイヤホンを使用するか

もし患者が聴力障害を訴えたならば，以下のように尋ねる：
- 聴力障害は徐々に始まったか，または突然か
- 全く聞こえないか，部分的か
- それは両耳か

- 耳垢に問題があったことがあるか
- 耳に異物が入ったことがあるか
- 難聴の家族はいるか
- 耳の外傷や手術の経験があるか
- 重篤な全身性の疾患があるか
- 耳毒性（耳に対して有害なタイプ）の薬を使用しているか
- 周囲の騒音にさらされていたことはないか（音響性の外傷）
- めまい（回転性のめまい）やふらつきを経験したことはないか

鼻
- 鼻汁はあるか，あるなら何色か
- 鼻血はあるか
- 鼻づまりはあるか
- もし鼻づまりがあるなら，それはずっと続いているか，または，1日・1晩だけか
- その問題は季節と関係しているか
- 問題を悪化させるものは何か
- 鼻づまりを軽減するために何か薬を使ったか
- 薬はどのように効果的だったか
- 風邪をよくひくか
- 副鼻腔の痛みがあるか
- もしあれば，痛みは前額部か，顔面か
- 最近顔または鼻にけがをしたか
- 鼻出血の経験はあるか
- 何かアレルギーはあるか
- 嗅覚に何らかの変化はあったか
- 医療用の鼻腔噴霧薬やドラッグ（娯楽薬）のような吸入薬をかつて使用したことがあるか，または使用しているか
- 以前，鼻の手術を受けたことがあるか

口
- 口のただれや損傷の経験はあるか
- 歯痛はあるか（関連した痛みの原因となるような）
- 歯茎からの出血があるか
- 規則的に歯科医にかかっているか
- 声がしゃがれることがあるか
- 嚥下時に痛みや飲み込みづらさはあるか
- 味覚の感覚が変わることはあったか，もしあれば，どんな変化か

喉
- 喉がひりひりすることがあったか
- いつから症状が出始めたか
- 鎮痛薬を使用したか
- 鎮痛は効果的にできたか
- 関連した発熱はあったか
- 嚥下はできるか
- 最近新しい薬を飲み始めたか

リンパ節
- 症状は急性だったか，または徐々に始まったか
- 頸部に触ると圧痛のある腫脹，しこり，結節などがあるか
- 体のどこかに腫脹やしこりがあるか（よくある範囲は腋窩や鼠径部である）
- 腫脹やしこりは，どれくらいの間，そこにあったか
- 痛みをともなっているか
- どれくらいの痛みの程度か（ペインスケールを使用）
- 関連する甲状腺の問題が何かあるか。例えば，体重の変化，毛の薄さ，嗜眠
- 咳はあるか
- 口や喉の問題があるか
- その他に感じていることはあるか。例えば，あなたの通常の活動を維持することができているか

注意事項
- 腫脹のサイズは変化したか
- 発熱があるか
- 寝汗があるか
- 意図せず体重が減っているか

表4-2 | 病歴聴取のOSCEの評価基準：耳・鼻・喉

評価基準：喉の痛み
学生は自身を紹介する
学生は患者に開放的で温かい（思いやりのある）働きかけを示す
学生は病歴聴取の構造化されたアプローチを行う
学生はオープンクエスチョンを用いる
学生は患者の来院の理由を明らかにする
学生は他の耳，鼻，喉の症状について尋ねる
学生はどこに痛みがあるか，放散した痛みがないか尋ねる

(つづく)

評価基準：喉の痛み
学生はいつから痛みが始まったか尋ねる
学生は痛みが絶えず続くか，または断続的かどうか尋ねる
学生は患者に痛みの程度を10段階のリッカートスケールを使用して示すように尋ねる
学生は風邪，喉の痛み，高熱などの先立つ症状があったかどうか尋ねる
学生は痛みを改善させるものが何かあるか尋ねる
学生は痛みを悪化させるものが何かあるか尋ねる
学生は痛みが患者の睡眠や，患者のADLを妨げていないか尋ねる
学生は患者にめまいやふらつきの症状があるかどうか尋ねる
学生は患者の耳に異常な雑音がないかどうか尋ねる
学生は患者に聴力の障害がないか尋ねる
学生は耳に異物が入るリスクがあるかどうか尋ねる
学生は耳に外傷の経験があるかどうか尋ねる（身体的または音響性の）
学生は耳から膿が出たことがあるかどうか尋ねる
学生は耳から出血したことがあるかどうか尋ねる
学生は患者が最近水泳またはダイビングしたかどうか尋ねる
学生は最近飛行機で旅行したか尋ねる
学生は患者のこの問題のために使用した薬とその効果について尋ねる
学生は患者の薬物療法の治療歴について尋ねる
学生は患者のアレルギーについて尋ねる
学生は例えば以前の耳の問題に関連した病歴を尋ねる
学生は患者の既往歴について尋ねる
学生は患者の家族歴について尋ねる
学生は学生の社会背景について尋ねる
学生は患者の喫煙歴を尋ねる
学生は患者の飲酒について尋ねる
学生は患者がドラッグ（娯楽薬）を使用しているか尋ねる
学生は患者の運動について尋ねる
学生は患者がその問題をどうとらえているか引き出す

眼に問題のある患者のためのキークエスチョン

　ここに典型的なシナリオと思われる痛みのあるまたは痛みのない急性の眼の充血について示す。

- その問題はどれくらい前から始まったか
- その症状は突然現れたか，徐々に現れたか
- 視覚に何か変化はあるか。例えば，眼のかすみ，視野の欠損，浮遊物や星が見える，直線がゆがんで見えるなど
- ものが二重に見えることがあるか（複視）
- 急に眼が痛くなることがあるか
- 眼窩周囲の痛みはあるか
- 眼の痛みの程度を評価する（ペインスケールを使用する）

- 眼の充血はあるか
- 腫脹はあるか
- 眼にかゆみはあるか
- 分泌物はあるか。もしあれば，どのような性状か，涙のようなものか眼脂か
- もし眼脂なら，起きたときまぶたについているか，その眼脂は何色か
- 眼鏡を使用しているか
- コンタクトレンズを使用しているか
- コンタクトレンズのケアはどのようにしているか
- 最近，眼に外傷はなかったか
- 最近，眼の中に異物が入ったことはなかったか

既往歴
- 過去に眼に関する病歴はあるか

家族歴
- 家族に緑内障のような眼の病気にかかった人はいるか

投薬歴
- 最近，目薬は何か使用したか（市販薬や処方薬を含む）

表4-3 | 病歴聴取のOSCEの評価基準：眼の充血

評価基準：眼の充血
学生は自己紹介をする
学生は患者に開放的で温かい（思いやりのある）働きかけを示す
学生は病歴聴取の構造化された働きかけを実践する
学生はオープンクエスチョンを用いる
学生は患者がここに来た（来院した）理由を明らかにする
学生は患者の他の症状や，その他具合の悪い点はないかについて尋ねる
学生は痛みの場所や広がりについて尋ねる
学生はいつから痛みが始まったか尋ねる
学生は痛みが継続的か断続的か尋ねる
学生は患者に10段階のペインスケールを使用して説明するよう依頼する
学生は前駆症状があったか尋ねる
学生は患者に眼の痛みがあるか尋ねる
学生は患者に眼に異物が入ったことがあるか尋ねる
学生は患者に眼にけがをしたことがあるか尋ねる
学生は患者にコンタクトレンズを使用しているか尋ねる
学生は患者に視覚の障害を経験したことがあるかどうか尋ねる（例えば，視力，浮遊物，複視など）

(つづく)

評価基準：眼の充血
学生は患者に眼から分泌物が出たことはあるかどうか尋ねる
学生は分泌物の色を確認する
学生は起床時まぶたに眼脂が付いているか尋ねる
学生は眼のかゆみがあるかどうか尋ねる
学生はまぶたの腫脹または痛みがあるかどうか尋ねる
学生は眼窩部の痛み，充血，発疹や腫脹があるかどうか尋ねる
学生は過去に眼の問題がなかったか尋ねる
学生は何か眼の異常のために薬物を使用したか，またその効果について尋ねる
学生はこれまで使用した薬があるかどうか尋ねる
学生はアレルギーについて尋ねる
学生は既往歴について尋ねる
学生は家族歴について尋ねる
学生は社会背景について尋ねる
学生は喫煙について尋ねる
学生はアルコール摂取について尋ねる
学生は患者がその問題をどのようにとらえているか引き出す

腹部に問題がある患者の病歴聴取のためのキークエスチョン

　腹部に関連した問題の典型的な例は，腹痛と排尿の症状がある患者，または消化不良の既往と関連している。

- その問題が始まったのはどのくらい前か
- 過去に同様の症状があったか
- 腹痛はあるか
- 腹痛は断続的か絶えず続いているか
- 症状は急に現れたか，徐々に現れたか
- 痛みの場所を示してもらう
- 痛みの特徴を述べてもらう（うずくような痛み，刺すような痛み，ずきずきする痛み）
- 痛みは広がっているか
- 痛みはどの程度か（ペインスケールを使う，10段階のリッカートスケール，もしくはビジュアルアナログスケール）
- 痛みで睡眠は妨げられているか
- 嘔気や嘔吐はあるか
- 排尿に問題はあるか。特に排尿困難，頻尿，尿意切迫，夜間頻尿はあるか
- （男性の場合）睾丸の痛み，腫脹または腫瘤，尿道からの分泌物はあるか
- （女性の場合）腟からの異常な分泌物や腟の異常・炎症，発疹やびらんはあるか。腟

や骨盤の感染症を示す徴候かもしれないので，性交時疼痛（腟や骨盤）の経験があるかどうか確認する必要があるかもしれない
- もし性別に特化した上記の質問で何か問題があれば，以下のような質問によって性生活歴の要点を引き出す必要があるかもしれない
  ➤ 特定のパートナーがいるか
  ➤ 最近，新しい性的な接触があったか（ここ6週間以内で）
  ➤ 以前に性感染症に罹患したことがあるか
  ➤ 最後に生殖器系の検診を受けたのはいつか
- 排便習慣に変化はあったか。特に，最後に排便があったのはいつか，便秘と感じたことはあるか。最近下痢になったことがあるか。もし，下痢になっていたら，最近の渡航歴について確認する必要があるかもしれない
- 食欲に変化はないか。例えば食欲は減退しているか
- 食べ物のアレルギーはあるか
- 食事やこれまでのダイエットについて話してもらう
- 現在の飲酒状況とこれまでの飲酒状況について話してもらう
- 喫煙やこれまでの喫煙の経験を話してもらう

注意事項

- 最近，意図しない体重減少があったか。もしあれば，これはしばしば深刻な症状であり，補足する質問を続けてさらに評価を進めることが必要である
- 食欲に変化はないか，また最近，食欲が増大または減退していないか
- 体重減少にかかった時間はどれくらいか
- 日常的な食事のパターンを食事量や時間を含めて述べてもらう
- 食べ物や液体の飲み込みにくさ（嚥下困難）があるか。もしあれば，もしかすると深刻な症状で，さまざまなタイプの質問でさらに評価を進める必要がある
- 食べ物をどこで保管しているか
- その症状はいつから続いているか：何日か何週間か
- その症状は間欠的か持続的か。悪性の胃−食道の疾患は通常短期間で急激に進行する
- 食べ物や液体を嘔吐したことがあるか

その他の腹部の注意事項

- 直腸の出血に気づいたことがあるか
- 吐血をしたことがあるか，または血液の混入した嘔吐に気づいたことがあるか
- 女性には忘れずに，特に最終月経の時期と妊娠のリスクがあるかを尋ねる

下痢のある患者のためのキークエスチョン

典型的なOSCEシナリオは，海外旅行から戻った最近下痢になった患者である。

- いつもの便の頻度と硬さについて述べてもらう
- 下痢はどれくらい続いているか
- どんな変化があったか。例えば下痢は1日に何回あるか
- 患者の思う下痢はどんなものか
- 便の硬さはどうか
- 便の色はどうか
- 便の匂いはどうか
- 下痢と腹部の痛みは何か関連しているか。例えば，強烈な腹部の痛みがあると思ったらすぐに下痢が起こるなど
- 下痢は睡眠を妨げているか。例えば，排便のために夜間に起きることがあるか
- 同様の症状をもつ誰かと接触したことはあるか
- 食べた食品で下痢の原因となりそうなものは何かあったか
- 関連して嘔気や嘔吐はあったか
- 食欲に影響はあるか，食事や飲水はできているか

注意事項

- 便に出血がみられるか
- 便に粘液状のものがみられるか
- 最近海外に旅行したか（渡航歴）。どこの国に行ったのか
- 衛生面で食べ物や水に気をつけていたか
- 最近，意図的ではない体重減少があったか

表4-4 | 病歴聴取のOSCEの評価基準：腹痛／下痢

評価基準：腹痛／下痢
学生の一般的なかかわり：自己紹介，説明と思いやり
学生は患者の抱える問題について引き出すことができる
学生は構造的なアプローチを用いて症状の分析にとりかかる
学生は問題が始まったのはいつか尋ねる
学生は誘発要因について尋ねる：食べ物，アルコール
学生は症状を軽減する因子について尋ねる－食べ物，制酸薬
学生は痛みの質について尋ねる：鋭い痛みか鈍痛か
学生は痛みの量について尋ねる：一時的か絶えず続くか
学生は痛みの広がりについて尋ねる
学生は痛みの程度について尋ねる
学生は痛みのタイミングについて尋ねる：夜，眠っているとき

（つづく）

評価基準：腹痛／下痢
学生は食欲について尋ねる：減退，増加，変化がない
学生は関係する症状（嘔気と嘔吐）について尋ねる
学生は吐血について尋ねる
学生は排便の変化について尋ねる（血液が混じるかも含む）
学生は意図しない体重減少があるか尋ねる
学生は心臓の症状の可能性を考える
学生は他の健康問題や気になる点を引き出す
学生は生活習慣（家族の状況）について尋ねる
学生は仕事について尋ねる
学生はダイエットについて尋ねる
学生は喫煙について尋ねる
学生は飲酒について尋ねる
学生はドラッグ（娯楽薬）について尋ねる
学生はアレルギーについて尋ねる
学生は現在のストレッサーを探る
学生は家族歴を探る
学生は既往歴について尋ねる
学生は現在使用中の薬について市販薬の使用も含めて尋ねる
学生は患者がその問題をどのようにとらえているか引き出す

表4-5 病歴聴取のOSCEの評価基準：腹痛／排尿困難

評価基準：腹痛／排尿困難
学生の一般的なかかわり：自己紹介，思いやりと共感する
学生は一貫して慎重で適切なコミュニケーションスキルを用いたオープンクエスチョンで尋ねる
学生は患者の訴える不安を明確にする（腹痛や排尿困難）
学生はOPQRSTUの枠組みを用いて症状を分析する
学生はその他の症状について尋ねる ・頻度（出現率） ・尿意切迫 ・夜間頻尿 ・腟からの異常な分泌物 ・腟／外陰部の炎症，発疹，痛み
学生は誘発因子について尋ねる：腹痛は排尿にともない増加するか
学生は軽減する要因について尋ねる：腹痛は鎮痛薬によって少しでも和らぐか
学生は腹痛の量と質，周期的な痛みかについて尋ねる
学生は痛みの範囲と広がりについて尋ねる：恥骨上部の腹痛か，背部の痛みはないか
学生は症状が繰り返しているか尋ねる：患者が過去に似たような問題を経験したかどうか
学生は問題の程度について尋ねる：ペインスケールを用いて腹痛，排尿障害について評価する，そしてそれらの患者の生活，例えば休息などへの影響について評価する
学生は時間経過について尋ねる：どれくらい前から腹痛が始まったのか，排尿困難が持続しているのか，他の泌尿器症状が持続しているのか

（つづく）

評価基準：腹痛/排尿困難

注意事項

学生は以下について尋ねる
- 吐き気と嘔吐
- 血尿
- 発熱
- 妊娠の可能性と最終の月経周期
- 腹部や背部の外傷の経験
- 体重減少

学生は生活習慣について以下のように尋ねる
- 運動
- 仕事
- 旅行歴

学生は以下について尋ねる
- 既往歴
- 以前に膀胱炎のような腹部の問題の病歴があったか

学生は薬の使用状況について尋ねる
学生は患者が市販薬を試したかどうか，その効果はどうだったか尋ねる
学生はアレルギーについて尋ねる
学生は患者が喫煙しているか，または過去に喫煙していたか尋ねる
学生は患者の1週間のアルコールの摂取について尋ねる
学生は患者の性の健康歴について尋ねる
- 彼女は特定のパートナーがいるか
- 彼女は新しい性的接触があったか
- 最後に生殖器系の検診を受けたのはいつか

学生は患者が自分の問題をどうとらえているか明らかにする
学生は患者が問題をどうしたいのか尋ねる
学生は焦点化された病歴聴取への構造化されたアプローチを行う

心血管系に問題のある患者へのキークエスチョン

循環器の問題に関連したOSCEは，胸痛，息切れ，動悸のように，臨床において一般的で重要と予測される問題として，よく題材に選ばれる。

心血管疾患をもつ患者への一般的な質問
- 胸の痛みがあるか
- 息切れを経験したことがあるか
- 咳があるか
- 異常な疲れを感じるか
- くるぶしや足にむくみがあるか
- 皮膚色の異変に気がついたことがあるか

問題に関連する既往歴
- 心臓の疾患や問題の既往
- 心臓病のための過去の検査
- 高血圧
- 高脂血症
- 心雑音
- リウマチ熱
- 貧血

関係する家族歴
- 心臓病
- 高血圧
- 糖尿病

明らかにすべき生活習慣因子
- 食事
- 運動
- 喫煙，過去の喫煙も含む
- 飲酒，過去の飲酒も含む

心疾患をもつ患者に尋ねるべき質問項目
胸痛
- いつ起こるのか？：労作時か安静時か
- 疼痛は，継続的なのか間欠的に起こるのか
- どこが痛いのか？/どこかを指で示すことができるか
- 疼痛の出現は，徐々に起こったか突然だったか
- 疼痛は，どこかに放散するか。例えば，腕のほうへ，顎の中へなど
- 疼痛は，運動の後に起こるか
- それは，食事を多くとるとひどくなるか
- 痛みが落ち着くまでどれくらいかかるか
- 痛みを和らげるものは何か，例えば安静，体位を変える
- 胸部の外傷，激しい運動，力仕事などの経験があるか（この質問は，心臓を原因とする胸痛に対して，筋骨格系に由来する胸痛であることを明らかにする）
- もし筋骨格系からの胸壁の痛みを疑う場合，咳やくしゃみ，吸気時，体動時などに悪化する間欠的な鋭い痛みかどうか患者に尋ねる
- 呼吸器疾患の病歴聴取として，より詳細に咳に関する経験を探る必要があるかもしれない

- 疼痛を和らげるために鎮痛薬を使用するか（これはニトログリセリンのような心臓病薬またはアセトアミノフェンのような鎮痛薬を含む）

動悸についての追加質問
- 鼓動は，規則的か，不規則と感じるか
- 最後に動悸を感じてからどれくらいか
- 現在，動悸はあるか
- 動悸を自覚する前に何をしていたか
- 以前に動悸を経験したことがあるか。経験していれば，そのとき医学的検査や治療が必要な状態だったか
- 動悸は，胸の痛み，呼吸困難，失神と同時に起こるか
- 最近，ストレスの多い出来事があったり，不安を感じているか
- 最近，ドラッグ（娯楽薬）を使ったか（コカインやアンフェタミンのようなドラッグは，一般に動悸の原因といわれる）
- 通常どれくらいのカフェインをとるか（過剰なカフェインは，動悸の一般的な原因である）

表4-6 病歴聴取のOSCEの評価基準：胸痛

評価基準：胸痛
学生の患者に対する一般的なかかわり方（思いやり，共感，自己紹介）
学生のかかわりは，患者中心でオープンクエスチョンを使う
学生は病歴聴取や問題の本質を明らかにするために確立されたかかわり方を用いる
学生は増悪因子を引き出す（どうしたら痛みが強くなるか）
学生は軽減因子を引き出す（疼痛を和らげるのは何か？）
学生は痛みがどのようなものかを引き出す（どんな痛みか説明できるか？）
学生はどのくらいの痛みなのか引き出す（痛みはどれくらい続いたのか？）
痛みの範囲と広がりについての質問（痛みがあったところを指さすことができるか？　それは，どこかに移動したか？）
学生は疼痛の程度を聞き出す（10段階のリッカートスケールを使用して）
学生は疼痛のタイミングを聞き出す（いつ，それは起こったか？）
学生は患者の既往歴を聞き出す
学生は患者の現在の薬の利用状況を聞き出す
学生は患者の家族歴を聞き出す
学生は患者の社会的状況を聞き出す
学生は患者の喫煙歴を聞き出す
学生は他の循環器系の危険因子をアセスメントする（例えばアルコール摂取）
学生は患者の考え/心配を引き出す

呼吸困難/息切れ

- 息切れしたことがあるか

- 最近，息切れを感じるか
- 息切れが起こるのはいつか
- どのくらい動いたら息切れするか
- 夜に息苦しくなって起きることがあるか。その場合は，体を起こすと軽減するか
- 睡眠時，枕をいくつ使うか
- 喘鳴に気づいたことがあるか
- 咳が出るか。その場合は，痰が出るか，それは何色か
- 足首の関節が腫れていると思ったことがあるか
- 排尿のために夜に起きなければならないか

表4-7 病歴聴取のOSCEの評価基準：呼吸困難

評価基準：呼吸困難
学生は自己紹介する
学生は患者に思いやりをもって接する
学生は病歴聴取を構造化されたアプローチで行う
学生は問題の本質を明らかにする
学生は問題がいつ始まったか引き出す
学生は最近，近しい人が似たような症状で具合が悪くなっていないかを引き出す
学生は増悪要因を聞き出す（例：運動，何らかの呼吸器感染）
学生は軽減要因を聞き出す（例：安静）
学生は患者に喘鳴があるか尋ねる
学生は問題の程度を聞き出す（スケールを使用するなど）
学生は問題が患者の日常生活活動に影響を及ぼしているかどうか引き出す
学生は患者が他にその問題に関連したことを経験しているか尋ねる
学生は患者に咳が出るかを尋ねる
学生は咳はどんなときに出るのか，そして痰の色（例えば緑／黄色）を明らかにする
学生は患者に血痰が出たことがあるかどうか尋ねる
学生は患者に体重減少があったか尋ねる
学生は患者に食欲の変化があるかどうか尋ねる
学生は患者が足首の関節が腫れているか尋ねる
学生は患者が起坐呼吸であるか尋ねる
学生は患者の重要な既往歴について尋ねる
学生は患者の重要な家族歴について尋ねる
学生は患者の生活習慣について尋ねる：喫煙習慣
学生は患者の飲酒の習慣について尋ねる
学生は患者の運動について尋ねる
学生は患者の職業について尋ねる
学生は患者の家庭環境について尋ねる
学生は患者の現在の薬物使用について尋ねる
学生は患者が何かアレルギーがあるか尋ねる
学生は薬物治療のコンプライアンスについて尋ねる
学生は現在まで患者自身でしてきた対処を引き出す
学生は患者自身は何が原因と考えているかを尋ねる

末梢血管系

- 下肢に痛みがあるか
- 下肢がつること（こむらがえり）があるか
- 疼痛は，安静によって和らぐか
- どのくらい歩くと下肢の痛みが出るか
- 腕か脚に皮膚色の変化を感じたことがあるか
- 下腿の毛が抜けていると感じたことがあるか
- 下肢や足首がむくんでいると感じたことがあるか

表4-8 病歴聴取のOSCEの評価基準：下肢の痛み

評価基準：下肢の痛み
学生は自己紹介する
学生はオープンクエスチョンを用いて患者の中心となる相談を導き出す
学生は患者の主要な問題を明らかにする
学生は症状が悪化する要因を聞き出す（例：運動）
学生は症状が軽減する要因を聞き出す（例：安静）
学生はどのくらい歩くと痛みが出るか聞き出す
学生は患者にどのような痛みなのか聞き出す
学生は疼痛の程度について尋ねる（ペインスケールを使用して）
学生は疼痛がどこかに広がるか尋ねる
学生はどんなタイミングで痛みが出るかについて尋ねる
学生は患者の既往歴を引き出す
学生は患者の現在の健康状態を聞き出す
学生は患者の関連した家族歴を聞き出す
学生は患者の現在使用している薬について聞き出す
学生は患者のアレルギーについて尋ねる
学生は患者の喫煙歴について尋ねる
学生は患者が下肢または足の何らかの変化が起こったかどうかを聞き出す
学生はこれが患者の生活習慣にどのように影響を及ぼしているかを聞き出す
学生は患者が自分で何か対処してみたか聞き出す
学生はこの問題についての患者の考えを引き出す

神経系に関するキークエスチョン

　頭痛，めまい，一過性脳虚血発作や脳卒中の症状を呈する患者，または軽症な頭部外傷のアセスメントについてのOSCEシナリオを示す。

認知機能の評価のための簡便なテスト

　一般的な臨床試験の教科書[1)2)]にある簡略化された心理テストや精神状態のテスト（MMSE）は，混乱または失見当識の徴候を呈しているOSCE患者の認知機能の評価を効

果的に展開することができる。

　これらの精神状態のテストは素早く，しかも客観的に患者の認知機能を評価できる。それぞれの大学のOSCEの形式によって，学生には，OSCEステーションで使用するために選択された心理テストの一連の流れの見直しと学習が必要である。または，その代わりに使用可能なテストを選んで，特定の模擬患者のための評価を実施することもできるかもしれない。

頭痛をもつ患者へのキークエスチョン
- 頭痛になってからどれくらい経つか
- 頭痛はどのように痛むのか話してもらう
- どこに頭痛を感じるか示してもらう
- 頭痛の前に何か前駆症状があるか：例えば光のちらつきのような感覚など
- 頭痛は，どれくらいつらいか（ペインスケールを使用）
- 以前にも同じような頭痛になったことがあったか
- 頭痛の既往があるか
- 痛みは他のどこかに放散するか
- 頭痛は，断続的であるか持続的か
- 頭痛を和らげるために何か使用したか。そうであれば，それは鎮痛にどの程度効果があったか
- 頭痛を引き起こす誘因を考えられるか。例えば食事または環境要因

注意事項
- 頭痛によって目が覚めたことがあるか
- これまでに経験した最もひどい頭痛だったか
- 首（頸部）はこっているか
- 熱があるか
- 何らかの視覚障害を経験したことがあるか
- 顔面麻痺や知覚異常を感じたことがあるか
- 体のどこかが麻痺や知覚異常になったことがあるか
- 最近，頭部に外傷を負ったことがあるか
- 頭痛にともなってめまいがあるか
- （女性の場合）複合経口避妊薬を飲むか（特に片頭痛に関係のある）
- 頭痛に関する家族歴があるか

表4-9 病歴聴取のOSCEの評価基準：頭痛

評価基準：頭痛

学生は自己紹介する
学生は言語的・非言語的にも患者中心のコミュニケーション表現を行う
学生はオープンクエスチョンを使って患者のもつ問題を明確にする
学生は頭痛を引き起こす誘因について尋ねる（例：赤ワイン，ストレス）
学生はどのような痛みかを聞き出す；頭痛を表現できるように尋ねる
学生は頭痛の程度を聞き出す（例：頻度および出現率の変化）
学生は痛みの広がり（片側性または両側）について尋ねる
学生は頭痛の程度について尋ねる；ペインスケールを使用する
学生は頭痛のタイミングについて尋ねる（例：日中，仕事のとき，週末）
学生は頭痛を軽減させるものについて尋ねる（例：暗い部屋で眠る）
学生は頭痛に関連した症状について尋ねる（例：嘔気，麻痺，かすみ目，羞明）

学生が確認すべき要注意症状：嘔気をともなわない嘔吐，突然の発症，突然起こる強い頭痛，睡眠，虚脱，熱による覚醒
学生は患者の自分なりの対処方法について尋ねる（例：睡眠薬，鎮痛薬）
学生は患者の既往歴について尋ねる
学生は頭痛に関する家族歴について尋ねる
学生は患者の社会的環境（コンピュータ使用や仕事を含む）を引き出す
学生は患者が現在使用している薬を確認する
学生は患者のアレルギーを確認する
学生は患者の喫煙歴を聞き出す
学生は患者の飲酒歴を聞き出す
学生はドラッグ（娯楽薬）の使用を聞き出す
学生は患者の運動習慣を聞き出す
学生は患者の食事習慣を聞き出す
学生は患者の健康についての考えと，気がかりなことについて引き出す

筋骨格系に問題をもつ患者へのキークエスチョン

　筋骨格系の問題の代表的なOSCEのシナリオは，一般によくみられる腰背部痛，肩の痛み，膝の痛みなどが使用される。しかし，学生は筋骨格系に問題をもつ患者のアセスメントについて自信がもてないことがあり，しばしば学生の不安の原因となっている。

　患者の訴える問題は，急性期の軽い外傷，あるいは急性期・長期の疲労性で炎症性のもの（腱鞘炎または関節炎のようなもの）かもしれない。外傷と炎症の違いを区別することは重要である。OSCEにおいて筋骨格系に疾患がある患者の評価の鍵となるのは，外傷を被ったのか，疲労性の炎症か，もしくは長期にわたる筋骨格系の状態の悪化があるかどうか，患者の状態からでは最初はわからないかもしれない患者の訴える問題の本質を明らかにすることである。OSCEの始めから，（外傷もしくは炎症性の障害なのかといった）筋骨格系の問題のタイプを決めてしまうことは，あなたの客観的な問題解釈に影響するだろう。

もし，模擬患者があなたの質問に対して，実際の外傷のない筋骨格系の痛みだと答えたら，それは運動パターンの変化や増加，運動や活動の反復により筋骨格系を酷使したことで起こる急性の炎症が，要因として最も考えられる。潜在的な炎症性の痛みの背景にある原因を明らかにしようとするとき，時おり，患者はあなたが病歴聴取で質問するまで痛みの原因について語ってくれないこともある。

一般的な質問
- 外傷を負ったことがあるか
- 痛みのある場所はどこかを正確に示してもらう。そして最近外傷を負った経験はあるか
- その損傷の機序を説明できるか
- その損傷後すぐにできた活動は何か：例えば，損傷した側に加重できた，そしてそれを継続できたなど
- 新たな問題，もしくは慢性的な問題を抱えているか
- どこかに痛みがあるか
- どうしたら改善するか。どうしたらひどくなるか（筋骨格系の痛みは，動くことによって生じたり増強したりする鋭い痛みに分類されることを思い出す）
- 痛みを軽減させるために何かしたことがあるか。それはどのような効果があったか
- 痛みはどの程度か（ペインスケールを用いる）
- 痛みは普段の活動にどのような影響を与えているか
- 痛みのある範囲に腫脹はあるか
- 関節に硬直はあるか
- どこかに打撲はあるか
- 触ったとき関節に熱感はあるか
- 関節可動性に制限はあるか
- 筋肉に痛みがあったり，つることはないか
- 筋力の低下はないか
- 炎症や損傷の位置の末梢に，感覚障害のような神経学的な症状はあるか

腰痛のある患者に対するキークエスチョン
- 外傷の経験はあるか。もしあるなら，間接的（重い荷物を持ち上げる，運動，など）なものか。直接的（打撲）なものか。もし直接的なものなら，外傷救急への紹介を考える
- 腰痛があるか
- 過去にも腰痛になったことがあるか
- 背部のどこかに痛みはあるか（これはもしかすると循環器，呼吸器のような他の問題に関連したものである）

- 痛む場所を示してもらう
- 腰痛になる前に何をしていたか
- 何が痛みを引き起こすか
- 何が痛みを和らげるか
- 何か鎮痛薬は使用したか（アセトアミノフェンのような市販薬）
- 鎮痛薬はどのくらい効果があったか
- 痛みについて詳しく話してもらう
- 痛みは1つの場所に限局しているか，もしくはどこかに広がっているか
- 痛みの程度はどのくらいか（ペインスケールを用いる）
- 痛みは断続的か，持続的か
- 何か痛みに関連した他の症状はあるか（例：圧痛）

注意事項
- 下肢の筋力低下はないか
- 下肢や足に刺すような異常な感覚はないか
- 下肢や足に知覚鈍麻はないか
- 会陰部（サドル型）にしびれはないか
- 排便に何か問題はないか（例：排便困難や便失禁）
- 排尿に何か問題はないか〔例：排尿困難や尿失禁。排尿障害，頻尿や尿意切迫などはないか（尿路感染）〕

肩の痛みを訴える患者に対するキークエスチョン
- 外傷の経験はないか
- 首の痛みはないか
- 肩の痛む場所は厳密にはどこか
- 何が痛みを引き起こすか。痛みの原因になる特定の肩や首の動きはないか
- 何が痛みを和らげるか
- 鎮痛薬を使用したことはあるか（アセトアミノフェンのような市販薬）
- それはどの程度効果があったか
- 痛みについて詳しく話してもらう
- 痛みは限局しているか，どこか他に広がっていないか
- 痛みの程度はどのくらいか（ペインスケールを用いる）
- 痛みは日常生活や身体活動にどのように影響しているか
- 痛みは断続的か，持続的か
- 肩の問題や肩の手術などを過去に経験していないか

|注意事項|
- 胸痛や腹部/骨盤の病変からの関連痛を含めて，肩の痛みに関する他の重大な原因となるものはないか

膝の痛みを訴える患者に対するキークエスチョン
- 外傷の経験はないか
- 股関節周囲の痛みはないか
- 膝の痛む部位は正確にはどこか
- 何が痛みを引き起こすか。痛みの原因となる膝や股関節の特定の動きはないか
- 何が痛みを軽減させるか
- 鎮痛薬を使用したことはあるか（アセトアミノフェンのような市販薬）
- 鎮痛薬はどの程度効果があったか
- 痛みは限局したものか，どこか他に広がっているか
- 痛みはどの程度か（ペインスケールを用いる）
- 膝の痛みは普段の生活や身体活動にどのように影響しているか
- 痛みは断続的か，持続的か
- 膝の問題や膝の手術などを過去に経験していないか

表4-10 病歴聴取のOSCEの評価基準：腰痛

評価基準：腰痛
学生の全般的なかかわり：自己紹介，思いやり，傾聴
学生は終始思いやりをもって，その場にふさわしいコミュニケーションスキルを用いたオープンクエスチョンで尋ねる
学生は腰痛についての患者の訴えを明確にする
学生はOPQRSTUの枠組みを用いて症状を分析する ・排尿，妊娠/最終月経のような症状について尋ねる ・症状を誘発する因子について尋ねる（例：動き） ・症状を軽減させる因子について尋ねる（例：休養） ・痛みの質と程度について尋ねる（例：鋭い，鈍い，継続的，エピソード性があるなど） ・痛みは限局しているか，広がっているかを尋ねる ・痛みの程度（10段階のリッカートスケール）やADLへの影響について尋ねる ・タイミングを尋ねる：痛みの開始時間と持続時間
|注意事項| 以下について学生は尋ねる ・排便がない，もしくは尿失禁や尿閉（腸や膀胱の機能変化） ・会陰部のしびれ（サドル型感覚消失） 学生は筋骨格系の背部痛に関連した症状について尋ねる ・下肢の感覚またはしびれの変化 ・下肢の筋力または運動機能の変化

(つづく)

評価基準：腰痛
学生は生活習慣について尋ねる 　・運動 　・職業 学生は以前の背部の問題を含めた既往歴について尋ねる 学生は服薬歴について尋ねる 学生はアレルギーについて尋ねる 学生は試した鎮痛薬とその効果について尋ねる 学生は問題が何であるかについての患者の考えについて探る 学生は問題について患者はどうしたいかを尋ねる 学生は病歴聴取に焦点を当てた構造化されたアプローチを行う

皮膚疾患についての病歴聴取

　皮膚疾患を代表するOSCE病歴聴取シナリオとして，湿疹や乾癬，または代わりに小水疱，または点状出血/紫斑のような炎症性の皮膚状態のある患者を提示することができる。

- その問題が起こったのはいつか/その問題が現れたのは何歳のときか
- かゆみはあるか
- 痛みはあるか
- 赤みはあるか
- 何か分泌物/滲出液はあるか
- 離散しているか，広範囲に及んでいるか
- 片側性か両側性か
- 1つの特定の部分から始まったか
- 同じような問題をもった誰かと接触したか
- アレルギー，湿疹，乾癬のような皮膚の問題で薬を飲んだことがあるか
- 家族に皮膚に問題のある人はいるか
- 何か新しい薬を使用したか，もしくは薬を変えたか
- もし外用薬（皮膚軟化剤を含む）を使用しているなら，それらをどのように使っているか
- 清潔についての習慣と，使用している石けん・化粧品について教えてもらう
- ラテックス手袋の使用や，化学薬品（化学物質）といった皮膚トラブルの原因となる仕事上の要因はあるか

注意事項

- 病気の徴候と何か関連するようなものはあるか

- 気分の不快はあるか
- 発熱はないか
- 気分不快または発熱のある場合，髄膜症状について確認することを考える
- 皮膚に説明できない打撲がないか（点状出血/紫斑のような）

表 4-11 │ 病歴聴取のOSCEの評価基準：手の湿疹

評価基準：手の湿疹
学生は患者に自己紹介をする
学生は患者と信頼関係を築く
学生は体系的な病歴聴取を行う
学生はオープンクエスチョンで尋ねる
学生は誘発する要因を聞き出す
学生は軽減する要因を聞き出す
学生は症状の性質を聞き出す
学生は症状の部位を聞き出す
学生は症状（患部）の広がりを聞き出す
学生は症状の程度を引き出す（表在性の感染徴候の可能性を含む）
学生は症状の出るタイミングを聞き出す
学生は他の関連した症状がないか聞き出す
学生はアレルギーに関する詳しい情報を引き出す
学生は職業について詳しい情報を引き出す
学生は処方された薬について詳しい情報を引き出す
学生は市販薬に関して詳しい情報を引き出す
学生はこれまで試した治療について詳しい情報を引き出す
学生は既往歴について詳しい情報を引き出す
学生は家族歴について詳しい情報を引き出す
学生は家族に同じような症状が出ている人はいるかについて，詳しい情報を引き出す
学生は使用した製品について尋ねる（例：手袋）
学生は避妊具について尋ねる（例：コンドーム）
学生は趣味について尋ねる
学生はペットについて尋ねる
学生は喫煙歴について尋ねる
学生は飲酒について尋ねる
学生はドラッグ（娯楽薬）の使用について尋ねる
学生は患者の職業に関連した患者の不安を明らかにする
学生は可能性のあるその他の診断を考える 　・接触性皮膚炎/湿疹 　・感染性湿疹 　・疥癬

小児の病歴聴取

　たとえ，あなたが小児専門コースを受けていなくても，時おり，子どもとその養育者の病歴聴取のステーションを担当するように依頼されるかもしれない。なぜなら，多くの

ナースプラクティショナーの学生は，プライマリヘルスケアのような，子どもと接する場所で働いているからである．小児の病歴を聴取するステーションは，通常は，患者役として子どもは使っていない．しかし，その代わりに，養育者の役割を担う誰かと，子どもの代わりとして年齢に応じたサイズの子どものモデル人形を使う．したがって，このようなロールプレイの場面では，あなたが，ふだん養育者と子どもの両方と接する本当の能力を示すために，臨床でふだん実践するように養育者とモデル人形への介入を試みるべきである．

　小児の病歴聴取のために使っている一般的なシナリオには，発熱している子ども，発疹のある子ども，下痢と嘔吐のある子どもが含まれる．もし，あなたが小児専門コースを受けていなくても，多くの小児のOSCEシナリオは，2歳またはそれ以上の年齢に特化している．

　成人の病歴聴取と対照的に，小児の病歴聴取は，子どもに現れているすべての潜在的な医学的問題を網羅するために，より多数の包括的な質問を必要とする．質問に焦点を当てた医学的問題の典型的な例には，以下を含む．
- 発熱歴，持続時間，解熱薬の効果（もし使用した場合）
- 喉頭痛あるいは耳痛のような耳，鼻，喉の症状
- 咳や喘鳴あるいは息切れのような呼吸器症状
- 泌尿器系の問題や腹痛，下痢，嘔吐，排便の機能といった腹部症状：より幼い子どもにおいては，考慮すべき排尿に現れる問題
- 発疹のような皮膚の症状を評価すること
- 食事・水分摂取：これは，現在抱えている問題によって影響を受けているかどうか：より幼い子どもでは，母乳栄養対人工栄養を見分けなければならない
- よく似た症状のある他の子どもとの接触：家族のなかの誰か/密接な接触の影響かどうか
- 関連する旅行歴

注意事項
- 発熱の経歴（回復していなければ）
- 悪化している頭痛，光感受性，首の痛みまたはこわばり，関連した嘔吐，赤みがひかない発疹といった，潜在的な髄膜炎症状
- 反応が乏しい，あるいは元気のないといった子どもの状態の急激な悪化を養育者が感じたかどうか

着目すべき基礎情報の例
- 過去に似たような問題の経験がないか

- 出生時と新生児期を含む既往歴
- 薬の使用歴（一般用医薬品や代替医療の利用を含む）
- 終了したワクチンスケジュール（予防接種）
- アレルギー
- 食事のパターン
- 社会生活：主な養育者（例：両親あるいは法定後見人），家族構成，育児の方法（例：保育士あるいは託児所），幼児期を過ぎた子どもでは就学にも考慮する
- 家庭でのタバコの副流煙への曝露の可能性（特に，耳，鼻，喉と呼吸器の問題と関連性がある）
- 子どもがもつ問題と治療の見込みについての養育者の考えや関心

表4-12 | 小児の特徴的な病歴聴取のOSCEの評価基準：発疹のある3歳の子ども

小児の特徴的な病歴聴取のOSCEの評価基準
学生は患者に自己紹介をする
学生は適切にオープンクエスチョンを用いる
学生は患者が気にかけている理由を引き出す
学生は中断せずに，養育者に徴候や症状を説明するようにする
現在の症状
学生は発疹の症状を探る
学生はどのように，どこで，その症状が始まったのか尋ねる
学生は初発時にみられた症状を尋ねる
学生は現在みられる症状を尋ねる
学生はかゆいかどうかを尋ねる
学生は他に関連した症状がないかを尋ねる。特に，
・発熱
・眼球充血
・上気道感染症
・関節痛
学生は具合の悪い症状を探る
学生はその問題がいつ起こったかを引き出す
学生は患者の近親者がよく似た問題で病気になっていないかを引き出す
学生は他の誘発因子を引き出す（例：薬，アレルギー，ペット，昆虫，熱など）
学生は症状を軽減する要因を引き出す（例：アセトアミノフェン，抗ヒスタミン薬，局所的治療など）
学生は日常生活（食べる，飲む，遊ぶ，寝る）における症状への影響を明らかにする
学生はその他関連した問題がないか尋ねる
学生は患者のいつもの活動レベルについて尋ねる
学生は患者の飲食について尋ねる
学生は患者の排尿について尋ねる

（つづく）

小児の特徴的な病歴聴取のOSCEの評価基準

注意事項
学生は発疹の剥離がないか尋ねる
学生は子どもが免疫力の低下がないか尋ねる
学生は子どもに気分不快，中毒，発熱があるかどうか尋ねる
学生は子どもの状態に急速な変化があるかどうか尋ねる
学生は妊婦との接触について尋ねる

既往歴/家族歴
学生は子どもの既往歴（予防接種歴を含む）を明らかにする
学生は子どもの家族歴について尋ねる

生活習慣/社会背景
学生は子どもの家庭環境について尋ねる
学生は子どもの家族構成について尋ねる
学生は子どもの昼間の保育方法について尋ねる
学生は子どもの食事について尋ねる

薬/アレルギー
学生は子どもの市販薬と代替医療を含む薬物療法について尋ねる
学生は子どものアレルギーについて尋ねる

自立
学生は現在までのところの自立度を引き出す

考え，関心，予後
学生は養育者がよくないと考えていることは何かを明らかにする

病歴聴取のOSCEステーションのサマリー

病歴聴取のOSCEでの成功の鍵は，臨床場面での経験にかかわらず，学生同士，または友人，家族と実践的に練習することである。

実践でこれまでの重要なコツをつかむには，問題に焦点を当てた病歴聴取のための構造化されたシークエンス（順序）を記憶して行う必要がある。

OSCEで，問題焦点型の病歴聴取のための一般的なサマリー手順
- 自己紹介
- 彼らを助けることができる方法を患者/養育者に尋ねる
- 患者の主訴は何かを見つける

主訴に焦点化された病歴をとる
記憶を助けるOPQRSTUは構造化されたフォーマットを提示してくれる
- O　他の症状/他の影響；**O**thersymptoms/**O**thersaffected
- P　刺激するもの/緩和するもの；**P**rovocative/**P**alliative
- Q　質/量；**Q**uality/**Q**uantity
- R　限局/放散；**R**egion/**R**adiation
- S　重症度/症状；**S**everity/**S**ymptoms

- T　タイミング/治療；**T**iming/**T**reatment
- U　あなた（you=U）は問題をどう思うか？/あなた（you=U）はそれについてどうしてほしいか？；What do **U** think the problem is?/What do **U** want to do about it?

> 注意事項

患者の主訴に関連した注意点
　過去のよく似た問題/既往歴に関連した

背景の設問に含まれること
- 既往歴
- 薬の使用歴
- アレルギー
- 家族歴
- 社会歴
- 運動
- 喫煙
- アルコール
- ドラッグ（娯楽薬）
- 新しい性的な接触/ふだんのパートナー/以前の検診
- 月経歴/妊娠の可能性（腹部の痛みの病歴聴取では注意事項であろう）

引用文献

1) Douglas G, Nicol F, Robertson C, editors. *Macleod's Clinical Examination*. 11th ed. Edinburgh: Churchill Livingstone; 2005.
2) Thomas J, Monaghan T, editors. *Oxford Handbook of Clinical Examination and Practical Skills*. Oxford: Oxford University Press; 2007.

参考文献

Bickley L, Szilagyi P. *Bates' Guide to Physical Examination and History Taking*. 9th ed. London: Lippincott; 2007.

Hastings A. The consultation. In: Hastings A, Redsell S, editors. *The Good Consultation Guide for Nurses*. Oxford: Radcliffe Publishing; 2006. pp. 15–29.

Hopcroft K, Forte V. *Symptom Sorter*. 3rd ed. Oxford: Radcliffe Publishing; 2007.

5 フィジカルイグザミネーションのOSCEステーション

フィジカルイグザミネーションのOSCEステーションの目的

　フィジカルイグザミネーションのOSCEステーションは，1つもしくはそれ以上の一般的な医学的訴えのある患者に対して，構造化されたフィジカルイグザミネーションを実践するための能力を客観的に評価するために行われる。フィジカルイグザミネーションのOSCEは，病歴聴取のOSCEやその他個別にデザインされたOSCEステーションとつながりがあるかもしれない。病歴聴取とつながりのないフィジカルイグザミネーションのステーションにおいては，通常，必要と思われるフィジカルイグザミネーションを選択する手助けとなる簡単な訴えの病歴シナリオが与えられる。簡単な病歴シナリオの例としては「この38歳の患者は4日前から緑色の痰をともなう咳が出たために来院した」などである。このシナリオは呼吸器系の観察を行うことを促すものである。あなたは患者に簡単な経過を確かめたいと思っているかもしれないが，必要なフィジカルイグザミネーションを行わずにこれを行うべきではない。病歴聴取に焦点を当てることは，患者の訴えている問題について考えうる特異な診断のための助けになり，患者の構造的なフィジカルイグザミネーションは，不確かな特異的な診断が正しいか誤っているかを決める助けになるといわれている。病歴聴取と同様にフィジカルイグザミネーションでも，診察の終了時にはOSCEシナリオに合う診断のリストをあげることを求められる可能性がある。

フィジカルイグザミネーションのステーションに取り組むためのキーポイント

　フィジカルイグザミネーションのステーションでは，視診，触診，打診，聴診のようなフィジカルイグザミネーションの高度な実践スキルを用いることにおいて，優れた実践能

力を示すことが必要である。これらのスキルには患者の訴えている問題に適したものを用いる必要がある。

あなたは，フィジカルイグザミネーションのスキルトレーニングを網羅する集中したコースの最後によく実施される全身のフィジカルイグザミネーションのパートでない限り，通常は頭からつま先まで患者を診査することはない。新たに高度な実践スキルをあわてて行う必要があるとき，患者のバイタルサインを記録し，解釈するといった，行うべき他の基本的な行動を忘れることがあることを思い出してほしい（通常，実際には正看護師の資格に前提となる能力であるバイタルサインの記録を，OSCEで期待されることはない）。視診，触診，打診，聴診などのフィジカルイグザミネーションスキルの選択は，OSCE患者の身体器官で問題の部分に関連した必要な診査であることが求められる。これらの行動のそれぞれの簡単なレビューを次に示す。

視診

これは最も頻繁に使用されるフィジカルイグザミネーションの技術である。視診は患者と出会った瞬間から始まり，OSCEステーションにいる間中ずっと最大限の観察を行うため，あなたは患者が気づく前から臨床的に注目すべきである。

視診は，全般的な視診と特定の視診に分けられる。全般的な視診では，患者の身体的・心理的な状態の全体の印象が得られる。そしてこれには衣服や全般的な外見，皮膚の色・皮膚の状態，息切れ，不快，発汗，顔面蒼白といった直観的な苦痛のサインなど，患者の特徴についての観察が含まれる。全般的な視診には必要に応じて，患者の手・目・口唇・口の視診も含まれる。背部痛のような潜在的な運動の問題は，患者の歩行状態の視診も必要になる。

患者の問題領域に特化した視診の場合，例えば胸部であれば，咳があるかどうかなど，患者についての追加情報が得られる。ある特定の視診はしばしば患者の衣服の一部を脱がせることが必要となる。例えば，患者の胸を視診するOSCEステーションであれば，患者は（女性ではブラジャーを外すなど）上衣を外す必要がある。一度その問題の部位を見えるようにしたら，異常な腫脹・腫瘤，発赤，皮膚の損傷，瘢痕，発疹，外傷の経験があれば，けがの痕に左右差がないか観察すべきである。もし患者に痛みがあるなら，不快を感じている部分を示すように促すこともできる。膝の痛みのある患者において両膝を比較するように，相対的に観察することで身体の部分の問題がある部分とそうでない部分を明確にできる。

全般的な視診も特定の視診のどちらも，OSCEステーションには適度に全体を照らす備えつけの照明が必要である。いずれにせよ，ある特定の視診では時々，ペンライトや耳鏡のように直接的なライトを追加して使用する。これらの機器はフィジカルイグザミネーションのOSCEステーションに準備されている必要があり，あなたはそれをいつ使うか

を決めなければならない。直接的にライトを使用する一般的な例として，瞳孔反射の評価や頸静脈圧の測定がある。特定の視診では，検眼鏡や検腔鏡のように，患者の身体に対するあなたの視野を向上する診断用の道具の利用が必要になることもあるかもしれない。くり返すが，これらの準備物品はOSCEステーションにあらかじめ用意されていなければならない。

触診

　触診ではあなたの手の圧の加減を用いて，患者に治療的に触れることが必要である。理想的な触診では短い爪で，温かく，乾いた手（寒い日に行うOSCEや緊張しているときには，これを維持することは難しいかもしれない）で行う必要がある。触診は，あなたが検査や経過のなかで推測した痛み，腫脹，皮膚病変など何かの異常について，さらに確認するために使用できる。

　触診は，浅い触診と深い触診に分けられる。浅い触診は腫脹や圧痛のある部位を確認したり，病変のある部分をマーキングしたり，感覚や血管といった神経血管の状態を評価したりするために一般的に利用される。深い触診は浅い触診の後に，圧痛の程度をさらに評価することや腫瘤を確認するために用いられる。患者の病変のない部位とを比較する触診では，正常の表面解剖の触知を評価することが必要とされる。適切な圧を調整するには，その部位に触れるとき患者に尋ねるべきである。弱すぎると病変を正しく探ることはできないし，強すぎれば患者の苦痛の原因になってしまう。

打診

　打診は病理学的所見に関連し，基本的な解剖学的構造を評価するために患者の皮膚を軽く叩くことである。打診は通常，空気，液体，固体の存在を特定するために，胸部と腹部の診査で用いられる。このアセスメントは共鳴，鼓音，濁音のように異なる打診の音を引き出すことによって行われる。打診からあなたは，調べるべき基本的な器官の位置，大きさ，密度をおおよそ識別することができる。打診は，聞き取れるような効果的な打診音を引き出すことも，引き出した打診音を解釈することも，ともに多くの学生にとって難しい技術の一つである。効果的に模擬患者の診査をしているとき，聞き取れる打診音を引き出し，打診音を正確に識別し解釈することができることによって，患者の訴えている問題との関連を導くことができる。したがってあなたは，OSCEの前に打診を練習するべきである。

聴診

　聴診は心音，血流音，呼吸音，腸蠕動音のような身体から出される音を聞くことである。これらの音は（聞き取れるような喘鳴のあるぜんそくの患者のように）耳だけで直接的に聞く場合や，間接的に聴診器を通して聞くことも難しい場合がある。聴診には身体の音の正常と異常を見分けられるような練習が必要である。加えて，OSCEでのあなたの

聴診の能力を補う聴診器を使うことをお勧めする。聴診器は通常，OSCEステーションに準備しているが，もしあなたが望めば，自分自身の聴診器を使ってもよい。聴診は胸部の診査（呼吸音），腹部の診査（腸蠕動音），循環器系の診査（心臓や動脈の音）の医学的診断において最もよく利用される。模擬患者が抱えている問題の部位の聴診に加えて，臨床的なシミュレーションモデルでの電子聴診器やスピーカーを通した音と聴診器で聞き取れる音の両方を聞くように要求されることがある。これらの録音の音声は，模擬患者の訴えている問題や，彼らの文脈的な臨床的な意味を正しく把握するために期待されるものと関連している。

身体システムに関連した学習のための特定のフィジカルイグザミネーション手順の例

次に示す例は大学ごとに採用されているフィジカルイグザミネーションの教科書とともに柔軟に解釈すべきである。

耳，鼻，喉のフィジカルイグザミネーション

典型的なフィジカルイグザミネーションのOSCEシナリオは，喉の痛みや耳痛を呈している患者である。

全般的な視診
- 苦痛の直接のサインがあるか
- 流涎はあるか
- 聴取可能な呼吸喘鳴があるか
- 頭，首，顔貌に，左右非対称はあるか

バイタルサイン
- 最低でも体温と脈は観察する
- 子どもの場合は呼吸回数も観察する

口
- 口唇の色と湿度，腫脹，腫瘤，亀裂，水疱，痂皮を観察する
- 歯肉と歯を観察する。歯肉の腫脹，発赤，齲歯，動揺歯，欠損歯，補綴物にも注意する
- 口腔内の粘膜と舌を観察する。潰瘍，白い斑点，または歯垢，瘤または小瘤の徴候に注意する
- 硬口蓋を観察する（カポジ肉腫の好発部位）

- 唾液腺を観察する：ステンセン管（耳下腺の唾液腺）とウォートン管（下顎の唾液腺）

咽喉
- 患者に「あー」と言ってもらい，発声のときに軟口蓋が挙上しているかをみる：舌圧子を使用する必要があるかもしれない〔発音は迷走神経（第10神経：CN X）によってコントロールされている〕
- 滲出液，扁桃腺肥大，口蓋垂の偏位，潰瘍，流涎，口臭に注意して，軟口蓋，口蓋弓，口蓋垂，扁桃腺と咽頭を観察する

鼻（外観）
- 鼻の外観は左右対称か，発赤，腫脹，腫瘤，水疱や黄色の痂皮のような損傷がないか観察する
- 鼻骨と鼻先の圧痛を触診する

鼻孔
- 鼻先をやさしく上に押し上げる。これで鼻孔が開く
- ライトで鼻腔の前庭を観察する
- 内部の診査には検耳鏡と大きい反射鏡を使用し，鼻甲介と鼻中隔の粘膜を観察する

副鼻腔
- 副鼻腔の位置の腫脹がないか顔を観察する
- 前頭洞と上顎洞を順番に触診し，圧痛を確認する
- 副鼻腔の圧感覚が誘発されるかどうかみるため，患者に前かがみになるよう指示する

耳（外耳）
- 腫脹，発赤，腫瘤，分泌物，皮膚の損傷を見るため，外耳を観察する
- 耳珠[註1)]を触診する（しばしば外耳炎では圧痛がある）
- 耳を引っ張る（外耳炎では痛みを誘発する）
- 圧痛を確認するため乳様突起を探して触診する
- 耳の後ろの圧痛は中耳炎のときにしばしば起こる

耳（耳鏡）
- 耳鏡のライトが点灯することを確認する。はじめに，比較のために正常な側の耳をみ

註1：耳珠（じじゅ）
外耳道の入口の前にあり，外耳道軟骨に続く耳介軟骨の舌状突起（ステッドマン医学大辞典．第6版，2008，p1915．より）

る
- 成人では耳を上方と後ろ方向へ，子どもでは下方へ耳を引っ張る
- 耳鏡は可能な限り大きなものを使用する
- 外耳道にそっと耳鏡を挿入する
- 挿入して外耳道の痛み，発赤，腫脹，分泌物，異物，耳垢を観察する
- 鼓膜の正常な解剖学的な目印（光錐，鼓膜臍部，ツチ骨柄，鼓膜弛緩部・緊張部，鼓膜輪）を観察する
- 赤み，分泌液，腫脹，穿孔，瘢痕，退縮，混濁，排膿用チューブの存在といった異常を観察する

頸部とリンパ節

頭頸部のリンパ節を系統的に触診し，リンパ節が腫脹している徴候（腫脹または圧痛）を探す
- 後頭リンパ節－頭蓋底
- 後耳介リンパ節－耳の後ろ
- 耳介リンパ節－耳の前
- 扁桃リンパ節－下顎角
- 顎下リンパ節－下顎角と先端の中間点
- おとがい下リンパ節－下顎骨の中央線
- 浅頸リンパ節－胸鎖乳突筋の表面
- 後頸リンパ節－胸鎖乳突筋の後ろの端に沿った後頸三角部
- 深頸リンパ節－胸鎖乳突筋の深部

耳，鼻と喉の診査手順のサマリー

- 全般的な視診をする
- バイタルサインを測定する
- 外耳の視診をする
- 外耳の触診をする
- 耳鏡を使用して診査をする
- 外鼻の視診をする
- 鼻の触診をする
- 鼻腔の軽い検査（鼻鏡）をする
- 前頭洞と上顎洞の視診と触診をする
- 口唇の外側を視診する
- 歯茎と歯を視診する
- 口と唾液腺を視診する
- 軟口蓋，口蓋弓，口蓋垂と扁桃腺と咽頭を観察する

- 迷走神経を観察する：発声時，軟口蓋が挙上するか確認する
- 頭と首のリンパ節を触診する

表5-1 | 成人の耳・鼻・喉のフィジカルイグザミネーションの評価基準

評価基準：耳・鼻・喉
学生の全般的な接し方：自己紹介，思いやりの態度，アイコンタクトの維持，患者への十分な説明
学生は患者の体温を測定したいことを伝える
学生は患者の苦痛のサインがないかを含む全般的な視診を行う
学生は左右の外耳を観察する
学生は触診により外側の耳介と耳珠の痛みや腫瘤がないか確認する
学生は両側の乳頭状の骨を触診する
学生は安全に耳鏡を使用して両側の外耳道と鼓膜を観察する
学生は目印を特定する（光錐，緊張部，ツチ骨，鼓膜臍部など）
学生は鼻腔と下部/中央の鼻甲介を視診する
学生は前頭洞を触診する
学生は上顎洞を触診する
学生は口と咽頭を視診する
学生は喉の赤みと腫脹，滲出液を観察する
学生は扁桃腺と口蓋垂を視診する
学生は腫脹と圧痛に対して関連するリンパ節を触診する
・耳介前リンパ節
・後耳介リンパ節
・浅頸リンパ節
・後頸リンパ節
・深頸リンパ節
・扁桃リンパ節
・顎下リンパ節
・おとがい下リンパ節

呼吸器系・胸部のフィジカルイグザミネーション

咳のある患者を評価するための典型的なシナリオである。

全般的な視診
- どのように患者が現れるか
- 患者はすぐに何か苦痛のサインをみせるか
- 換気の状態を評価する
- 聴取可能な呼吸音がないか聞く
- 首の呼吸補助筋の使用や気管の偏位のサインについて観察する
- 話す能力を評価する：患者は文章の終わりまで話すことができるか
- ばち指，チアノーゼやニコチンによる変色といったサインがないか，指を観察する

バイタルサイン
- 最低でも，患者の呼吸回数，脈，体温，もし機器を使用できれば酸素飽和度について観察する
- ぜんそくや喘鳴の患者では最大呼気速度も観察する

フィジカルイグザミネーションのための患者の準備
- 患者は脱衣すべきである（上半身のみ）
- 十分な照明で患者を観察する
- 患者の胸壁を比較することを忘れてはならない（前方＞後方＞側方）
- 胸郭の表面の解剖について考える
- 胸部背面から開始して（坐位の患者），前胸部に移動する（仰臥位か坐位のいずれか）

胸部の視診
- 胸部の形に注意する
- 奇形や非対称を確認する
- 皮膚のはれ，瘢痕，損傷がないかにも注意する
- 呼吸パターンに注意する：回数，リズム，深さ，努力様呼吸
- 患者の呼吸補助筋の使用と肋間の収縮を観察する
- 患者に呼吸運動障害がないか注意する

触診
- 患者の肋骨と肋間を触診する
- 胸部を順に触診する：側胸部も忘れないようにする
- 触診により圧痛のある部位を確認する

胸郭の拡大（片方の胸部にのみ必要）
- 肋骨縁（前方）または第10肋骨の高さ（背側）に親指を当てる
- 胸郭の側面にその他の指を乗せる
- あなたの親指の間に皮膚を持ち上げるために手をスライドさせる
- 患者に深く息を吸ってもらう
- 胸郭が広がったときの親指の動きの対称性と異常に注意する

触覚振盪音
- 患者の声が胸壁に響き気管支と肺を通して伝わった振動を，触診で評価する
- 患者が「ひとーつ，ひとーつ」と言うとき，患者の胸壁に手の拇指丘または尺骨の表面を置く
- あなたの手の位置は前胸部の2カ所：1つは（前胸部の）側面。そして背部の3カ所：

その1つは（背部の）側胸部に置かなければならない
- 振盪音が増加する，減少する，または消失する部位があるかどうかを特定する
- 通常，胸壁の下側に動かすと振盪音は減少する

打診
- これは，胸部の診査において重要な役割を果たす
- 内在する組織が空気で満たされているか，液体で満たされているか，もしくは固体かを確認するための技術である
- この技術は実践を必要とする
- 胸部の片方の肋骨の間を軽く叩き，それからその他の肋骨も同じレベルで軽く叩く
- 前胸部の4つの対称的な場所と側胸部の2カ所，それから背面の5つの対称的な場所と背部の側面の2カ所を打診する
- 通常，主要な打診音は共鳴音である。濁音は，臓器（心臓／肝臓）と肺組織の硬化している範囲または腫瘍の上で起こる

聴診法
- これは胸腔の換気を評価するための技術である
- 呼吸により発生した音と，何かが加わったために（偶発的に）起きた呼吸音を聞き分けることである
- 聴診には聴診器の膜側を使用する
- 患者に口を開けたまま深い呼吸をしてもらう
- 胸部の片方の肋間の上で聴診をし，次に反対側の同じ高さで聴診する。肺尖部から始める
- 聴診は，前胸部の正面の4つと側面2つの対称な部位と，背部の5つと背部側面2カ所の対称な部位で行う
- 左右の音を比較する
- 少なくとも1つの呼吸サイクルを，最後までそれぞれの部位で聞く
- 患者の潜在的な換気亢進に注意する
- 主要な通常の呼吸音は肺胞呼吸音であり，吸気音は呼気音より長く，両肺の大部分にわたって聴取される
- 他の呼吸音は気管支肺胞音であり，吸気と呼気は等しく聞こえる。これらの音は通常，前胸部の第一・第二肋間と，肩甲骨の間で聞かれる
- 気管支音は，吸気よりも呼気が長い。これらは通常，胸骨上端で聞かれる

副雑音（偶発的な呼吸音）
- ずれた気管支肺胞／気管支呼吸音〈炎症性の肥厚・硬質化〉
- クラックルス（断続的複雑音）：ファインクラックル（捻髪音）かコースクラックル

（水泡音）〈肺炎，下気道感染〉
- ウィーズ（高調性連続性複雑音，笛様音）：高音〈喘息，慢性閉塞性肺疾患（COPD），感染〉
- ロンカイ（低調性連続性副雑音，類鼾音）：低音〈分泌物の貯留，感染〉
- 胸膜摩擦音：1カ所からのきしむような音〈胸水〉

呼吸器系の胸のフィジカルイグザミネーション手順のサマリー

- 患者の全般的な視診
- バイタルサイン（呼吸回数，体温，脈拍）
- 胸部の視診
- 胸部の触診（前面と背面）
- 胸郭の広がり
- 触覚振盪音
- 打診法
- 聴診法

表5-2　成人の呼吸のフィジカルイグザミネーションの評価基準

評価基準：呼吸，胸部
学生の全般的な接し方：自己紹介，思いやりの態度，アイコンタクトの維持，患者への十分な説明
学生は体温，脈拍，呼吸回数を測定することを患者に伝える
学生は患者の全般的な視診を行う〔呼吸（換気）の状態，呼吸困難のサインを含む〕
学生は喫煙，ばち指，チアノーゼをみるため，患者の指を確認する
学生は患者の胸部を完全に露出させ，観察する〔例：胸部の対称性と形，中央線上の気管，呼吸性運動（左右の等しい動き，呼吸回数とリズム）〕
学生は手を当てて，前胸部か背面胸部の胸郭の拡張を観察する
学生は触診をする 　・振盪音，左右の比較
学生は打診をする 　・前胸部，左右の比較 　・胸部背面，左右の比較
学生は聴診する 　・前胸部，左右の比較 　・胸部背面，左右の比較

心臓・末梢血管のフィジカルイグザミネーション

　OSCEシナリオで一般的なものは，息切れ，胸の痛みまたは動悸を呈している患者の評価である。

一般的な視診
- 患者にどのようなことが現れているか
- 患者は，例えば，蒼白，呼吸が短い，発汗など差し迫った苦痛を示す徴候がみられるか
- 灌流をみる
- ばち指，チアノーゼ，ニコチン沈着の徴候のため患者の指をみる
- 顔：眼瞼黄色腫（黄色板症）を確認する
- 目：角膜環を確認する
- 口：齲歯，潰瘍や他の口の損傷を確認する

バイタルサイン
- 最低でも血圧と呼吸回数，脈拍，体温，もし可能であれば酸素飽和度も測定する

末梢血管系（皮膚）
- 上肢，手，爪の視診と触診をする：温度，湿度，色調，浮腫，静脈の走行，病変の有無，末梢血管再充満時間（capillary refill time；CRT）ばち指，線状出血
- 下肢，足，爪を視診する：色調，浮腫，静脈の走行，静脈瘤，色素沈着，体毛の分布
- 末梢の浮腫をみる

末梢血管系（脈拍）
- 橈骨（上腕の）動脈
- 大腿動脈
- 膝窩動脈
- 後脛骨動脈
- 足背動脈
- 脈拍数，リズム，振幅，規則正しさに注意・比較して，すべての脈拍を触診する

頸静脈の評価
- 耳の前で胸鎖乳突筋の筋肉の2つの上部（胸骨と鎖骨）の間と，上へ内頸静脈の走行する頸静脈を視診する
- 通常，頸静脈自体をみることはできないが，拍動はみることができる
- 頸静脈圧は，右心房圧を反映した，重要な心機能の評価となる
- 患者の右側から近寄る
- 30〜45°の仰臥位とする
- 診査をしている側から，わずかに患者の頭側にまわり，反対側に少し顔を向け，頸部全体に光を当てる
- 胸鎖乳突筋の上にある外頸静脈に注意する

- そのとき，鎖骨の上の胸鎖乳突筋の胸骨と鎖骨の境の三角形で内頸静脈の拍動を見つける
- 内頸静脈は通常下方にあり，多くの場合頸動脈より外側にある
- 拍動は波状であり，2つの波があり頸動脈が活発な間1つの波がみえる
- 拍動は呼吸とともに変化する：その高さは，吸息で下降する
- 内部の頸静脈は通常触知できない

中心静脈圧を評価する
- 中心静脈圧を測定するために，内頸静脈の振幅の最も高い点を見つける必要がある
- 通常，中心静脈圧は，患者を30〜45°の角度に起こした状態で，胸骨角から内頸静脈の拍動の最高点までの垂直距離をセンチメートルで測定する
- 正常な中心静脈圧では胸骨角から最高点までの垂直距離が2〜3cmである

頸動脈の拍動の評価
- 頸動脈の拍動をみるために頸部を観察する
- 胸鎖乳突筋の中央部で，拇指でそれぞれの頸動脈を別々に触診する
- 脈拍数と脈の振幅（強さ）を感じ取る（ふるえのように感じる）
- 血管雑音の確認のため両方の頸動脈を聴診する

前胸部の視診と触診
- 前胸部を視診する。心尖部の拍動に気がつくかもしれない。また，上下運動時の陥没に気がつくかもしれない
- 心尖部の振動や第4・5肋骨間の鎖骨中央線上の最大隆起点を見つけ，触診する
- もし心尖部の鼓動が確認できなければ，患者に左側臥位になって息を吐き出して，そのまま息をこらえるようにしてもらう
- 振動と振戦を確認するため，胸骨左縁と基部を触診する

前胸部の聴診
聴診器の膜型でしっかり押さえ，以下の順序で聴診する
- 右第2肋間（大動脈）
- 左第2肋間（肺）
- 左第3肋間腔
- 左第4肋間腔
- 左第5肋間腔（三尖弁）
- 心尖部は第5肋間と鎖骨中央線（僧帽弁）

心尖部で聴診器のベル型に切り替え，前の手順とは逆の手順で繰り返す
- 心尖部の第5肋間と鎖骨中央線（僧帽弁）

- 左第5肋間（三尖弁）
- 左第4肋間
- 左第3肋間
- 左第2肋間（肺）
- 右第2肋間（大動脈）

聴診の特別演習
- 患者に上体を左側に向けるように指示し，心尖部の拍動（3音，4音，僧帽弁の雑音）をベル型聴診器で聞く
- 坐位で前かがみになり，息を吐き出しそのまま息を止めるように指示し，それから左胸骨下部左縁と心尖部（大動脈雑音）を膜型聴診器で聞く

正常な心音を聞く
- 患者の心拍数とリズムの確認をする
- Ⅰ音とⅡ音を確認する，一対の音（タッ／トン：「タッ」がⅠ音，「トン」がⅡ音）として起こり，一対の最初がⅠ音になる
- 心尖部ではⅠ音はⅡ音より大きく，心基部ではⅡ音がⅠ音より大きい
- Ⅰ音は頸動脈の拍動と同時に起こる

心臓と末梢血管診査のための手順のサマリー

- 全般的な視診を行う
- バイタルサインの測定（血圧，脈拍，呼吸回数）
- 上腕と手と爪の視診と触診
- 下肢と足，爪の視診と触診
- 中心静脈圧の視診と測定
- 頸動脈の視診と聴診
- 前胸部の視診
- 心尖部の振動の確認と触診
- 拍動と振戦の確認のため前胸部を触診する
- 聴診器の膜型で前胸部を聴診する：正しい位置は右第2肋間，左第2肋間，左第3肋間，左第4肋間，左第5肋間，心尖部，そして，ベル型聴診器でも逆の手順で繰り返し聴診する
- 患者に左に上体を傾けてもらい，心尖部（Ⅲ音とⅣ音と僧帽弁雑音）をベル型聴診器の面で聴診する
- 患者に坐位になり前かがみになってもらい，息を吐き出してもらう。そして，胸骨左縁の下部と心尖部（大動脈雑音）を膜型聴診器の面で聴診する

表5-3 | 心血管系のフィジカルイグザミネーションの評価基準

評価基準：心臓血管
学生の全般的な接し方：自己紹介，思いやりの態度，アイコンタクトの維持，患者への十分な説明
学生は患者に手順を説明する
学生は顔色と眼瞼黄色腫をみるため，患者の顔を観察する
学生は温かさ，色，発汗，ばち指，爪下線状出血をみるため，皮膚と爪を観察する
学生は患者の橈骨動脈で脈拍数，リズムを観察し，血圧の測定と呼吸回数も測定する
学生は正しい方法で正確に血圧を測定する
学生は患者を45°で寝かせ，胸部を露出させる
学生は中心静脈圧を評価する
学生は頸動脈を触診する
学生は聴診器で頸動脈の雑音を聴診する
学生は足首の浮腫を観察する
学生は前胸部で心尖部の拍動を視診する
学生は心尖部の拍動を確認するため，胸壁を触診する
学生は振戦／拍動を確認するため，胸壁を触診する
学生は正しい場所で心音を聴診する
学生は特別演習を行い，聞く場所を特定する
・坐位の患者の右側で
・左側臥位の患者で

腹部のフィジカルイグザミネーション

腹部のフィジカルイグザミネーションのための一般的なOSCEシナリオは，急性腹症，泌尿器の症状をともなう腹痛，腟の症状をともなう腹痛，（消化不良のような）上腹部の痛みである。

全般的な診査
- 顔色の悪さや冷汗など，明らかな不快や苦痛のサインがあるか
- 末梢の評価：指の灌流とばち指を確認する
- 口腔粘膜の健全性と脱水の徴候をみるために，患者の口を確認する

バイタルサイン
- 患者の血圧，脈拍，体温だけは最低限確認する。特に子どもでは，呼吸回数も含める必要がある

フィジカルイグザミネーションの準備
- 患者の膀胱が空であることを確認する
- 頭の下に枕（利用できるならば）を置いて，患者に腕を胸の前で組むか，リラックスしてソファまたはベッドに横になるよう指示する
- 診査の手順を説明する

- 十分に腹部が露出されていることを確認する：剣状突起から恥骨結合まで
- 患者の右側に立つことを忘れない

腹部の視診
- すべての角度から腹部を視診する
- 傷や皮膚線条，湿疹，皮膚の病変など皮膚の状態を観察する
- 腹部の輪郭を視診する。それは平坦か，丸いか，膨満しているか
- 腹壁が左右対称か観察する：非対称に拡大する場所がないか注目する
- 腸の蠕動運動の波動や大動脈の拍動に注意する
- 患者に腹部の不快な部位を示してもらう

打診
- 腹部を4分割し，濁音か鼓音に注意して4カ所で軽く叩く。鼓音は正常な腹部の打診音である
- 広い範囲の濁音は腫瘤や臓器の肥大を示す
- これが患者が訴えている問題によるものなら，右の鎖骨中央線の肋骨縁で打診して肝臓径を測定する。正常な肝臓径の平均は6〜12cmである

浅い触診
- 腹壁の上で指は揃えて平らにして用いる
- 大動脈の拍動と幅を触診する
- 浅い触診では，4区分すべてにおいて圧痛と筋性防御の有無を確認する
- 内臓や腫瘤が触れないかに注意する
- 腹部の筋性防御について観察する

深部の触診
- 腹部の腫瘤やその他の異常を発見するために深い触診を行う
- 圧痛のあった範囲をさらに評価するときも使用する
- 両手での深い触診の技術を使って，腹部4区分のすべてで触診を行う
- もう一度，筋性防御について確認する

反跳圧痛
- 腹膜の炎症の可能性を評価するために反跳圧痛をチェックする
- 以前に痛みまたは圧痛のあった範囲を確認する
- 深い触診の後，しっかりとゆっくりと指で押し，その後素早く指を離す
- どちらが患者に苦痛を与えるか。押したときか，または離したときか
- 手を離したときの痛みが反跳圧痛である

肝臓の触診（患者の主訴により必要時）
- 肝臓の辺縁は必ずしも触診できるとは限らない
- 肝臓の触診は圧痛，硬さ，肝臓辺縁の丸みや異常を確認するために用いる
- 左手を患者のちょうど第11・12肋骨の高さに置く
- 右手を患者の右の側腹部の腹直筋上に置き，肝臓の境界の不明瞭なところを打診する
- 肝臓の下縁が出入りするのを触診できるよう，患者に深呼吸をしてもらう

脾臓の触診（患者の主訴により必要時）
- 脾臓の先端は，通常は触知できない
- 左手を患者の左胸郭の下にまわし，その左手を押し上げる
- 右手は左の肋骨弓に置き，患者が深呼吸するのに合わせて脾臓に向かって圧迫する
- 脾臓の圧痛と輪郭に注意し，膵臓の先端と肋骨弓の距離を推測する
- 患者に膝を曲げた右側臥位になってもらい，触診をくり返す

腎臓の触診（患者の主訴により必要時）
- 腎臓は，10代や高齢者など筋肉量の少ない一部の人で触知可能である
- 左腎：左手を肋骨下縁のすぐ下に伸ばし，押す
- 右手を4区分の左上に置き，患者が深呼吸をして息を吐き出すときに押し下げる
- 腎臓が元に戻る感覚を，手で触知する可能性がある
- 腎臓が触知できれば，大きさ，形，輪郭，圧痛に注意する
- 右腎：左手で肋骨縁の下に置く
- 4区分の右上に右手を置いて押し下げる
- 左腎と同様に進める

腹部の聴診（いくつかのアメリカのフィジカルイグザミネーションの教科書を使っている学生は，腹壁の視診の後に聴診を行うほうがふつうだと思う可能性がある）
- 4区分すべての腸蠕動音を聞くためには，膜型聴診器を使う
- 患者の主訴と関連する徴候がみられる場合，ベル型聴診器を使用して，大動脈と腎，腸骨，大腿動脈の上の動脈の雑音（血管音）を聴取する

鼠径リンパ節（実際のOSCEでは簡素化のため，これを行うよう指示されない可能性がある。しかし，通常どのように結節を触診するのか，観察すべきことを質問される可能性がある）
- 圧痛の有無にかかわらずリンパ節の腫脹について確認する（リンパ節の障害）
- 左右にある表在性の鼠径リンパ節を，水平索と垂直索の両方について確認する
- 鼠径リンパ節が触知されるのは正常ではない
- もし触知が可能なら，大きさ，硬さ，圧痛，そしてそれらが分離していないかに注意

する
- ヘルニアがないかに注意する

腎臓の圧痛を評価するための補足技術
- 左右の肋椎角で間接打診（握り拳）を行う
- 一方の手の手掌を肋椎角に当て，あなたの拳の尺骨面でそこをしっかりと叩く．もう一方の腎臓にもくり返す
- 腎実質の炎症の可能性を示す間接打診での圧痛に注意する

腹部のフィジカルイグザミネーション手順のサマリー

- 患者の全般的な視診を行う
- バイタルサインの測定（血圧，脈拍，体温）
- 腹部を視診する
- 腹部の4区分すべての打診を行う
- 肝臓の範囲の打診を行う
- 4区分すべてで浅い触診を行う
- 4区分すべてで深い触診を行う
- 痛みのある部分について反跳圧痛を調べる
- 肝臓，脾臓，腎臓の触診を行う
- 4区分のすべての部位を聴診する
- 大動脈と腎臓・腸骨の動脈の雑音を聴診する（鼠径部も）
- （鼠径リンパ節の触診）
- 腎臓の間接打診を行う

表5-4 | 患者が下腹部痛と泌尿器症状を呈しているときの腹部のフィジカルイグザミネーションの評価基準

評価基準：腹部のフィジカルイグザミネーション
学生の全般的な接し方：自己紹介，思いやりの態度，アイコンタクトの維持，患者への十分な説明
学生はバイタルサインを測定することを患者に伝える
学生は患者の全般的な視診をする
学生は診査の手順を患者に説明する
学生は患者に，診査のため剣状突起から陰部の上まで腹部を露出してもらうよう指示する
学生は腹部の形，左右の対称性，瘢痕，腫脹，皮膚の損傷，腹壁の運動について視診する
学生は患者に腹痛のある部位を示してもらう
学生は腸蠕動音を確認するために，膜型聴診器で4区分のすべてを聴診する
学生はすべての4区分で鼓音か濁音かを見極めるため打診を行う
学生は痛みのある場所を除く，4区分の浅い触診を行う

(つづく)

評価基準:腹部のフィジカルイグザミネーション
学生は痛みのある場所を除く,4区分について深い触診を行う
学生は浅い触診と深い触診の間,患者の表情に痛みの徴候がないか観察する
学生は反跳圧痛について調べる
学生は両方の腎臓を触診する
学生は腎臓の圧痛を確認するために肋椎角から間接打診を行う

骨盤内のフィジカルイグザミネーション

　典型的なOSCEのシナリオは,腹痛と腟からの分泌物のある女性のフィジカルイグザミネーションである。このステーションは腹部の身体検査と関連させることができる。通常,患者の代わりに骨盤のシミュレーションモデルが使用される。しかし,本当の患者を扱うように診査を行わなければならない。

全般的な視診
- 蒼白や冷汗といった,不快や苦痛の明らかな徴候があるか

バイタルサイン
- 最低でも脈拍と体温は確認する。血圧と呼吸回数の確認は,提示される症状により必要となる可能性がある

患者の準備
- 診査の目的と手順を患者に説明し,同意を得る
- 診査の間,患者のそばにいて付き添うことをはっきりと申し出る
- 患者に診査の前に排尿を済ませたかを確認する
- 患者に,踵のついた診察台に両膝を開くようにして横になってもらい,腹部は服などで覆うようにしてもらう
- 学生は診査のはじめから終わりまで手袋をつけることを徹底する

外観のフィジカルイグザミネーション
視診
- 陰毛の分布
- 鼠径ひだ
- 大陰唇
- 陰核
  - 大陰唇と分けて,小陰唇,尿道口,腟の入口を視診する
  - 明らかな鼠径の結節や外陰部の腫脹,腫瘤,発疹,丘疹,膿疱,水疱,潰瘍,分泌

物，皮膚の発赤，その他の損傷に注意する
- 触診をして，膨隆，塊や皮膚の損傷の大きさや圧痛を評価する
- 陰唇を分けて，患者に力を入れないように指示し，脱出の可能性があるため腟の入口の膨隆がないかに注意する

内診
- 潤滑油をつけた腟鏡を使用し，ハンドルが女性の右足のほうに向く角度で腟に静かに挿入する
- 腟鏡が正しく挿入されたら，ハンドルが診察台のほうの下向きにして（ブレードが）水平方向になるよう回転させる
- 静かに腟鏡のブレードを開き，適切な場所でねじを固定する。内診のためにはそれを照らす明かりが必要である
- 腟壁と頸部について発赤，潰瘍のような病変，出血，分泌物または異物の有無に注意して視診する
- 患者の訴える問題によっては，感染を確認するために腟の上部から分泌物を採取することを説明する
- 腟鏡を引き抜く際，ねじを外しブレードの位置を維持して静かに引き抜く。またその間も腟の粘膜を観察しながら行う。腟鏡を腟口から引き抜くときは，ブレードを閉じる

両手を用いた診査
- 潤滑油をつけた右の示指と中指を静かに腟に挿入する。腟の表面の異常に注意する
- 感染の徴候である圧痛（子宮頸部の緊張）に注意して，腟上部の子宮頸部を触診する
- 子宮頸部の後ろに指を置き，左手で骨盤領域を押し，子宮のサイズ，輪郭，形や圧痛を確認する
- 最後に，卵巣または卵管の腫脹または圧痛を確認するため，右手で押し下げながら，子宮頸部の両外側のスペース（円蓋）を触診する

骨盤内のフィジカルイグザミネーション手順のサマリー

- 全般的な視診を行う
- バイタルサインを測定する（血圧，脈拍，体温）
- 患者に診査について説明し，実施の同意を得る
- 患者に付き添いを申し出る
- 外性器を視診する
- しこり，腫脹や損傷などみられないか触診する
- 腟鏡で診察を行う

- 必要に応じて，腟上部の分泌物を採取する
- 直接的に子宮頸部を触診する
- 子宮，卵巣と卵管の両手を用いた触診を行う

表5-5　異常なおりもののある患者における骨盤のフィジカルイグザミネーションの評価基準

評価基準：骨盤のフィジカルイグザミネーション
学生の全般的な接し方：自己紹介，思いやりの態度，アイコンタクトの維持，患者への十分な説明
学生は患者に診査の目的と手順を説明し同意を得る
学生は患者に付き添いを申し出る
学生はバイタルサインを測定することを伝える
学生は患者の全般的な視診を行う
学生は患者に，骨盤の領域を露出し，腹部を布で覆うよう説明する
学生は外陰部と鼠径部を視診し，明らかな鼠径の腫瘤，外陰部の腫脹，しこり，丘疹，膿疱，水疱，潰瘍，分泌物，皮膚の発赤，その他の病変がないかに注意する （その他の病変とは） ・陰毛の分布 ・鼠径ひだ ・大陰唇 ・陰核 ・小陰唇 ・尿道口 ・腟口
学生はしこり，腫脹，損傷が観察されたら，これらを触診することを説明する
学生は内診のため，潤滑油を塗った腟鏡を正しく挿入する
学生は腟鏡の内部に光を当て，腟壁と子宮頸部に発赤，潰瘍，出血，分泌物または異物がないか視診する
学生は患者の訴えを評価するため，腟上部から分泌物を採取する
学生は正しく腟鏡を取り出す
学生は両手を用いた触診のため，潤滑油をつけた示指と中指を腟に正しく挿入する
学生は圧痛を確認するため子宮頸部を触診する
学生は両手で子宮を触診する
学生は両手で卵管と子宮を触診する

背部および頸部の筋骨格系のフィジカルイグザミネーション

　この項目のOSCEステーションのための典型的なシナリオは，重たいものを持ち上げるといった間接的な外傷のために生じた腰痛を訴える患者である。

　以下の骨格筋診査の手順を思い出す。
- ◇　視診
- ◇　触診

- ◇ 運動
- ◇ 選択された専門的なテスト

全般的な視診
- 患者に出会い，患者であると認識したときから視診は始まる．相談を受けている間も観察し続ける
- 患者を慎重に観察することを忘れない
- 前方，後方，側面から患者を観察する
- 歩行を確認する：患者は体重を支えられるか．歩行はスムーズか
- 影響を受けた部位を明らかにする

頸部の視診
- 患者の首と上背部が十分に露出されているか確認する
- 患者の頭は挙げ，首をまっすぐに保つ
- 首のすべての方向（前，後ろ，横側）から視診する
- 明らかな腫脹や手術の傷跡にも注意する
- 患者に痛みを感じる部位を示してもらう

頸部の触診
- C7/T1接合の頸椎の棘突起をそれぞれ触診する
- 頸椎の両側で脊椎傍筋を触診し，さらに僧帽筋と胸鎖乳突筋も触診する
- すべての場所で腫脹や圧痛がないか注意する

頸部の運動
頸椎の可動域を観察する．
- 屈曲（前方に曲げる）
- 伸展（後方に曲げる）
- 側屈（両側に曲げる）
- 回旋（両方の肩ごしにみる）

頸部の抵抗運動
第XI脳神経（副神経）をチェックする．
- 検者の手に抵抗して顔をまわすように指示する（胸鎖乳突筋）
- 力に抵抗して肩をすくめるように指示する（三頭筋）

頸部の神経
- 上肢の力を確認する

- 腕の反射を確認する：三頭筋，二頭筋，回外筋
- 末梢感覚を確認する

背部の視診
- 患者が十分に露出したことを確認する：上半身は脱ぐ，ズボン／スカートを緩める，靴下／タイツを脱ぐ
- 発疹，損傷，彎曲，変形，左右非対称，萎縮に注意して観察する
- 患者の前彎を観察する：正常な脊椎の彎曲はCの形である
- 腸骨と仙腸骨稜の高さの左右の対称性を確認する
- 患者に痛みのある場所を示すように指示する

背部の触診
- T1からS2までの棘突起を触診する
- 脊柱の両側で脊椎傍筋を触診する
- 圧痛の領域とレベル（脊椎）に注意する
- もし患者に問題があれば，間接打診（拳）により腎臓の圧痛を確認する

背部の運動
患者の背中の可動域を観察する（必要に応じて患者の腰を支えて骨盤を安定させる）。
- 屈曲（前方へ曲げる）
- 伸展（後方に曲げる）
- 側屈（両側に曲げること）
- 回旋（両肩ごしに見る）

専門的なテスト：下肢伸展挙上（テスト）
- これは椎間板ヘルニアによる神経根の過敏を確認する検査である
- 患者が脚の下方へ放散する痛みとともに腰痛を訴えるかを確認することが，特に重要である
- 患者に仰臥位になるように指示する
- 患者の脚を検者の手で支え，腰痛が起こるところまで，空中にまっすぐ挙上させる
- 痛みが起こらない場合は，脚を挙げた状態で検者が足を背屈させる
- 痛みがあるときは，徐々に脚の痛みがなくなるまで脚を降ろし，それから検者が足を背屈させる
- もう片方もくり返し行い，比較する
- 通常，ハムストリングスの伸展によってわずかな腰痛が起こる
- 陽性の下肢伸展挙上テストでは，下肢の裏側に急激に放散する鋭い痛みが再現される
- 受動的な足の背屈は痛みを増強させる

背部の神経
- 下肢の筋力を確認する
- 反射を確認する：膝（膝蓋腱反射），足首（アキレス腱反射），足底（バビンスキー反射）の反射反応
- 末梢感覚を確認する

頸部と背部筋骨格系のフィジカルイグザミネーション手順のサマリー

- 全般的な視診を行う
- 患者の歩行を観察する
- 患者の頸部を視診する
- 患者の頸部を触診する
- 頸部の動きを確認する：伸展，屈曲，側屈，回旋
- 上肢の筋力，反射，末梢感覚を確認する
- 患者の背部を視診する
- 患者の背部を触診する
- 背部の動きを確認する：伸展，屈曲，側屈，回旋
- 下肢伸展挙上〔SLR（両脚）〕
- 下肢の筋力，反射，末梢感覚を確認する

表5-6 | 腰痛のある患者の頸部と背部のフィジカルイグザミネーションの評価基準

評価基準：頸部と背部のフィジカルイグザミネーション
学生は思いやりのある態度で患者に接する
学生はフィジカルイグザミネーションの手順について患者に説明する
学生は患者に下着またはズボンを脱いで背部を露出するように依頼する
学生は患者に部屋の向こう側に歩くように指示し，患者の歩行を観察する
学生は直立した状態で，患者の脊椎の彎曲と左右対称性に注意して患者の脊椎の状態を視診する
学生は前屈時の脊椎の状態を視診する
学生は異常がないかを注意ながら患者の頸部を視診する
学生は圧痛を確認するために頸部の突起を触診する
学生は圧痛を確認するために頸部の筋肉を触診する
学生は患者の頸部の可動域を観察する
・屈曲（顎を胸の上へ）
・伸展（天井を見る）
・側屈（耳を肩につける）
・回旋（左右に90°以上，首をまわす）
学生は圧痛と熱感を確認するため脊椎の突起を触診する
学生は圧痛と熱感を確認するため脊椎傍筋の触診する
学生は背部の可動域を観察する

（つづく）

評価基準：頸部と背部のフィジカルイグザミネーション
・屈曲（前方へ曲げる） ・伸展（後方へ曲げる） ・回旋（腰を安定させ，右・左と回転させる） ・側屈（右と左へ） 学生は足首の背屈を含む下肢伸展挙上テストを行う 学生は下肢筋力を確認する 　・両側の脚 　・両側の足首の筋力 　　・底屈 　　・背屈 学生は両下肢の反射を確認する（または，反射がみられない場合，期待される反応を説明する） 　・膝蓋骨（膝蓋腱反射） 　・足首（アキレス腱反射） 　・足底（バビンスキー反射）

肩の筋骨格系のフィジカルイグザミネーション

　一般的な肩のフィジカルイグザミネーションのOSCEシナリオは，けがまたはその他の反復的な運動の後に起こる肩先や肩峰下の痛みである。

筋骨格系のフィジカルイグザミネーションの手順を確認する。
- 視診
- 触診
- 運動
- 選択された専門的なテスト

あなたはOSCEを受ける前に，肩の解剖のなかでも，特に回旋筋腱板の筋肉について復習する必要がある。
- 棘上筋
- 棘下筋
- 小円筋
- 肩甲下筋
  - 回旋筋腱板は，肩甲骨関節窩のなかの上腕骨頭の浅い関節を安定させる働きをする
  - 肩先で肩峰下の空間は小さく，三角筋下包と棘状筋・腱が収まっている。これが肩の痛みの一般的な部位である。

全般的な視診
以下のような患者の抱える問題／苦痛に関するサインがないか観察する。
- 肩の脱臼または骨折の疑い

- 影響が出ている肩を動かせない
- 明らかなひどい痛み
- 末梢の神経血管障害
- 肩の痛みとして，虚血や腹部/骨盤の病変といった他の急性の原因があることも考慮する

肩の視診
- 胸部上部を露出する
- 患者の頸部を視診する
- 左右の肩を比較する
- 患者に肩の痛みを感じる場所を示すよう指示する
- 肩の形，対称性，隆起，変形，角度，発赤，筋肉量の低下，傷痕または皮膚の損傷について観察する

肩の触診
- 頸切痕
- 胸鎖関節，鎖骨
- 上腕の結節
- 烏口突起
- 二頭筋溝
- 肩甲骨
- 回旋筋腱板：棘上筋，棘下筋，小円筋，肩甲下筋
- 胸鎖乳突筋（頸部）
- 僧帽筋（頸部）
- 大胸筋（前胸上部）
- 二頭筋（上腕）
- 三角筋（上腕）
- 三頭筋（上腕）
- 烏口腕筋（側胸部）
- 広背筋（背部中央）

腕の触診（知覚）
- 末梢の神経血管知覚の状態を影響のない側と比較して確認する
- 腋窩神経（バッジ徴候）を確認する
- 尺骨神経を確認する
- 橈骨神経を確認する
- 正中神経を確認する

肩の可動性
- 最初に首の動きを確認してから，詳細な首のフィジカルイグザミネーションを行う
- 肩の屈曲を確認する（腕を前方挙上）
- 肩の伸展を確認する（腕を後方挙上）
- 肩の外転を確認する（腕を中央線から離す）
- 肩の内転を確認する（腕を中央線のほうへ）
- 外旋を確認する（肘を90°屈曲，側胸部に上腕をつけ，前腕を中心線から離す）
- 内旋を確認する（肘を90°屈曲，側胸部の上腕をつけ，前腕を中心線の方向に動かす）

選択された専門的なテスト：肩

　肩の専門的なテストは広い範囲で利用できるが，その多くは肩の専門医のみによって使用される。実行しやすく，一般的に肩に起こる問題のすべてをチェックできる検査を以下に示す（回旋筋腱板，肩峰下の空間，不安定性）。

専門的なテスト1 – 前面と背面の不安定性
- 前または後ろの安定性を評価するために，肩を後ろから安定させ，上腕関節窩の接合部を前後に動かす
- 正常な側と比較する
- 関節の緩みを探し，**前側か後側のどちらが不安定か**を評価できるよう，正常な側と比較する

専門的なテスト2 – 下方の不安定性（サルカスサイン）
- 正面から患者の肩を安定させ，下位の不安定性を評価するために患者の腕を下に引き下げる
- 正常な側と比較する
- 肩峰の下に現れる**下位の不安定性を表す溝**を探す

専門的なテスト3 – 外転の動き（有痛弧）
- 患者に肩を外転させるように指示する
- 70～140°の間で起こる痛みは，肩峰下の空間の問題を示す
- 140～80°の間で起こる痛みは，肩鎖関節の問題を示す可能性がある

専門的なテスト4 – 受動的外転
- 受動的に患者の肩を外転させる
- 肩峰の周りで起こっている肩峰下滑液包炎を示す痛みを探す

専門的なテスト5 - 抵抗を加えた外転
- 抵抗力を加えながら，患者に腕を外転するよう指示する
- 患者の肩の筋力を正常な側と比較する
- 肩の上方で起こる痛みは，棘上筋腱炎の可能性がある
- 抵抗に十分逆らえないのは，腱板断裂（棘上筋）を示す可能性がある

専門的なテスト6 - 抵抗を加えた外旋
- 患者に肘を曲げてもらい，上腕を側胸壁に押し当て，前腕を外側に動かすよう指示する
- 検者は患者と反対の内側へ抵抗を加える
- 肩の後方の痛みは棘下または小円筋の腱炎を示す可能性がある
- 抵抗に十分逆らえないのは，腱板断裂（棘下筋または小円筋）を示す可能性がある

専門的なテスト7 - 抵抗を加えた内転
- 患者に肘を曲げ，上腕を側胸部に押し当て，前腕を内側に動かすよう指示する
- 検者は患者と反対に外側へ抵抗を加える
- 正常な側と比較する
- 肩の前面の痛みは，肩甲下筋腱炎を示す可能性がある
- 抵抗に十分逆らえないのは，腱板断裂（肩甲下筋）を示す可能性がある

肩・骨格筋系のフィジカルイグザミネーション手順のサマリー

- 全般的な視診を行う
- 視診を行う
- 触診を行う
- 肩の動きを確認する：屈曲，伸展，外転，内転，外旋，内旋
- 前面と背面から不安定さを確認する
- 下方から不安定さを確認する（サルカスサイン）
- 外転の可動域を確認する（有痛弧）
- 受動的な外転を確認する
- 抵抗を加えた外転を確認する
- 抵抗を加えた回旋を確認する
- 抵抗を加えた内旋を観察する

表5-7 | 肩のフィジカルイグザミネーションの評価基準

評価基準：肩のフィジカルイグザミネーション
学生は患者を思いやる態度を示す
学生はフィジカルイグザミネーションの手順を患者に説明する
学生は前もってフィジカルイグザミネーションを実施する部位を完全に露出させる
学生は患者が脱衣した状態で痛む部位について観察したことを述べる
学生は患者の頸部に異常がないか視診する
学生は両肩について，系統的なつくり，前方，後方，側部の外観を視診する
・形
・左右の対称性
・明らかな腫脹
・変形
・発赤
・筋肉量の低下
・瘢痕／皮膚損傷
学生は圧痛，腫脹，しこりの確認のため，頸部の筋肉（胸鎖乳突筋，僧帽筋）を触診する
学生は両肩の系統的なつくりを確認するため，熱感，圧痛，腫脹，しこり，筋肉量について触診する（痛みのある部位は最後に行うため患者に痛みのある部位を特定してもらう）。そして詳細に評価する
・胸鎖関節
・鎖骨
・肩鎖関節（鎖骨の肩峰末端と肩峰の内側縁の間にある平面関節）
・肩峰下と三角筋下包（三角筋と肩関節包との間にある滑液包で，肩峰下包と交通することもある）
・上腕結節／関節窩上腕関節
・二頭筋の溝と腱
・二頭筋
・三角筋
・三頭筋
学生は不安定さの徴候をみるため両肩を確認する
・前面
・背面
・下方
学生は両腕の神経血管知覚を評価する
・腋窩（バッジサイン）
・橈骨
・尺骨
・正中
学生は頸部の動きを確認する
・屈曲
・伸展
・側屈／屈曲
・回旋
学生は痛みの誘発や可動域の制限がないかに注意して両肩の可動域を評価する
・屈曲（前方挙上）
・伸展（後方挙上）

（つづく）

評価基準：肩のフィジカルイグザミネーション

- 内旋
- 外旋

学生は両腕の外転（有痛弧）を評価する
- 外転動作（棘上筋の状態）
- 受動的な外転（肩峰下包）

学生は抵抗運動を評価する
- 抗負荷外転（棘上筋）
- 抗負荷外旋（棘下筋/小円筋）
- 抗負荷内旋（肩甲下筋）

膝の筋骨格系のフィジカルイグザミネーション

膝の問題についての典型的なOSCEシナリオは，外傷性の転落や捻転後の膝中心部に痛みを訴える患者である。

以下の骨格筋系の診査の順序を確認する。
- 視診
- 触診
- 運動
- 選択された専門的なテスト

OSCEを行う前に，特に膝と膝を支持する靱帯について解剖を復習しておく。
- 内側側副靱帯
- 外側側副靱帯
- 前十字靱帯
- 後十字靱帯
  - 内側半月
  - 外側半月
  - 膝蓋骨
  - 大腿四頭筋の腱
  - 膝の滑液包

全般的な視診

以下のような差し迫った所見や苦痛のサインがないかに注意して観察する。
- 膝蓋骨脱臼の可能性
- 体重を支えることに困難がある
- 膝の曲げ伸ばしが困難である

- 受傷後1〜2時間以内に起こる，広範囲で，緊張性の腫脹（水が溜まったようになっている）
- 末梢の神経血管障害
- 55歳以上の人の膝の損傷（X線撮影を必要とするもの）

膝の視診
- 患者の膝が十分に露出していることを確認する。両膝，骨盤，下肢/足をみることができるようにする
- 両膝を視診し，左右で比較する
- できれば，歩行時，立位時，坐位時，臥位時の膝をそれぞれ観察する
- 患者が立位のとき，骨盤は水平に見えるか。膝は後ろから見ても前から見ても左右対称なはずである（立位時の膝窩領域を視診できる）。仰臥位のとき，患者の下肢の長さが等しいことを確認する
- 腫脹，赤斑と瘢痕や創傷を観察する
- 患者に膝の痛みを感じている範囲を示すように指示する

膝の触診
順番に系統的に触診する。
- 大腿四頭筋/大腿四頭筋の靱帯と腱
- 膝蓋骨/膝蓋靱帯/膝蓋前皮下包
- 膝蓋跳動テストで小さな水（関節液）を確認する〔膝蓋骨を圧迫し，正常な側と比較し，スポンジ状に触れる部分を探す。ここに少量の水（関節液）がある可能性がある〕
- 内側/外側の大腿骨端
- 内側/外側の半月板
- 側副靱帯
- 大腿二頭筋（ハムストリング）
- 腓腹筋
- 膝窩の結節/動脈
- 半膜様筋
- 腓腹筋/半膜様筋

膝の運動
- 屈曲
- 伸展/過伸展
- 下肢伸展挙上（患者がベッドからまっすぐ足を挙上できない場合は，患者の足を持ち上げ，もう一度足を挙上できないか患者に尋ねる。大部分の人はその後は挙上できるようになる）

- 低負荷屈曲
- 低負荷伸展

専門的なテスト：膝
膝の専門的なテストは広く使用可能であるが，多くはもっぱら膝の専門家だけが使用している．以下は簡単に行える膝のテストとして選ばれたものである．これらはすべて膝に関する問題領域で一般的に行われるものである（側副靱帯，十字靱帯と半月板）．

専門テスト1：外反ストレステスト
外反ストレステストは，内側側副靱帯の状態を評価する．
- 患者に仰臥位になってもらい，膝の伸展と15～20°に屈曲するテストを行う
- 一方の手で膝の中央を押している間，もう片方の手で足首の外側から対抗する力を加える
- 膝の伸展とともに，内側側副靱帯の不安定性（内側側副靱帯の断裂で生じる）が腓骨と大腿骨の緩みと分離として感じられる
- 膝の屈曲とともに，内側側副靱帯を離す．正常な側と比較して，膝の内側に痛みや緩みが増大したところを探す

専門テスト2：内反ストレステスト
- 内反ストレステストは，外側側副靱帯の状態を評価する．外反ストレステストと逆の操作で行う
- 片方の手で膝の横を押している間，もう一方の手で内側から対抗する力を加える
- 検者は，膝の外側について，正常な側と比較して緩みや痛みが増大しているところを探す

専門テスト3：前方および後方引き出しテスト
- 前十字靱帯に対し，患者を仰向けにして膝を90°に曲げて行う前方引き出しテストを利用できる
- 脛骨直下の関節を把持し，両手で前方に引き出す
- 健全な前十字靱帯では，2～3mm前に出るだけで，突然硬くなって止まり，痛みはない
- 前十字靱帯が損傷していれば，もっと前方に動き，終点ははっきりせず痛みをともなう
- 後十字靱帯を確認をするために，正反対の後方へ動かして行うことができる（後ろ引き出しテスト）

代替的な専門テスト3：ラックマンテスト
これは，前方引き出し試験の代償的な専門的なテストである．ラックマンテストは，前十字靱帯の損傷を確認するためのもので，前方引き出し試験よりも感度が高い．

- 患者に仰向けになってもらい，膝を20～30°曲げ，大腿骨末端を安定させながら，近接した頸骨を前方へ引く
- 脛骨の異常な前方への動きや，終点がはっきりしない感触，そしてしばしば痛みがともなうときには陽性と判定される
- 影響のある膝と正常な膝を比較する

専門テスト4：アプレーの圧迫検査
アプレーの圧迫検査は，膝関節のジョイントラインの痛みか，半月板か靱帯の損傷をみるために用いられる。
- 患者にうつぶせで臥床してもらい，膝を90°に曲げてもらう。患者の脛骨を外旋／内旋させながら，下へ力を加える。関節部の痛みは，半月板の損傷を示唆する
- その後，学生は上向きの力を使って腓骨の外旋／内旋させる。この点の痛みは，靱帯の損傷を示唆する

代替的な専門テスト4：マックマレーテスト
これはアプレーの圧迫検査の代わりに行う専門的なテストである。
- 患者に仰臥位になって最大限に膝を曲げるように指示する
- 学生の指を中央または側面のジョイントラインに置き，外側から腓骨を内側半月板，もしくは外側の半月板を内側に回転させ，患者にゆっくり膝を伸ばしてもらう
- このテストは，中央または外側のジョイントラインで起こる，痛みをともなったクリック音があるときに陽性である

膝の筋骨格系のフィジカルイグザミネーション手順のサマリー

- 全般的な視診を行う
- 患者の歩行を観察する
- 患者の膝を視診する
- 患者の膝を触診する
- 膝の動きを確認する：足をまっすぐに挙上させ伸展／屈曲，抗負荷の伸展／屈曲
- 外反ストレステストを実施する（内側側副靱帯）
- 内反ストレステストを実施する（外側側副靱帯）
- 前方引き出しテスト，またはラックマンテストを実施する（前十字靱帯）
- 後方引き出しテストを実施する（後十字靱帯）
- アプレーの圧迫検査またはマックマレーテストを実施する（半月板）

表5-8 | 膝のフィジカルイグザミネーションの評価基準

評価基準：膝のフィジカルイグザミネーション
学生は全体を通して患者を思いやる態度をみせる
学生は患者に部屋を歩くよう指示する
学生は両方の膝と足を適切に露出させる
学生はベッド上で患者の両方の膝と足を視診する
学生は影響が出ている膝の局所の圧痛を触診する
学生は腫脹（膝に水がたまっているか）を触診で確認する
・膨隆テスト
または
・膝蓋跳動
学生は患者に足をまっすぐ上げることができるか尋ねる
学生は両膝の可動域を確認する
・動作：屈曲と伸展
・抗負荷運動：屈曲と伸展
学生は側副靱帯を調べることにより両膝の安定性を確認する
・内側側副靱帯：外反ストレステスト
・外側側副靱帯：内反ストレステスト
学生は十字靱帯のテストをすることで両膝の安定性を確認する
・前方への引き出しテスト，またはラックマンテストを用いて前十字靱帯
・後方への引き出しテストを用いて後十字靱帯
学生は半月板のテストを，以下のテストを用いて両膝の安定性につき確認する
・アプレーの圧迫テスト
または
・マックマレーテスト

神経のフィジカルイグザミネーション

12神経を網羅した頭からつま先までの神経学的診査は，多くの学生にとってとっつきにくいプロセスとなっている。そしてこの種のOSCEでは，時間制限があることでしばしば一通りの診査を行うことが妨げられる。したがって，神経のフィジカルイグザミネーションのOSCEには，患者の訴えにより必要とされる神経学的診査について，すべての診査から選択することが求められるような焦点化したシナリオが含まれる。例えば，焦点化した神経のOSCEのシナリオは，患者が頭痛を訴える場合，または一過性脳虚血発作の徴候を呈している患者が含まれる。

まず，12の神経の検査と，次にその他の神経診査の構成要素である視診，運動の検査と知覚の検査の詳細について，以下に示す。

認知の評価

認知の評価は以下を含む

- 患者の様子と言動

- 患者の会話と言葉
- 患者の雰囲気
- 患者の思考と理解
- 患者の認知機能（記憶，注意，見当識，言語，計算）：mini-mental state examination（MMSE）は認知機能のテストの一例である

脳神経の検査

第Ⅰ脳神経―嗅神経

これは嗅覚を伝達している感覚神経である。
- 患者が嗅覚に何か変化を感じるか尋ねる
- 患者に匂いを嗅ぐように指示し，両方の鼻孔が通っているか確認する
- 匂い嗅ぎ試験（例えば，バニラエッセンス，またはコーヒーの粒）により，それぞれの鼻孔で匂いを嗅ぐ能力をテストする

第Ⅱ脳神経―視神経

これは網膜から視覚を伝えている感覚神経である。
- スネレン視力検査表を使って視力を調べる
- 交互に眼の視野を調べる（ときに対座法を用いる）
- 左の視野を検査する。患者の1～2mのところに向かい合って座るかまたは立ち，眼の高さを患者と同じにする。患者に右手で右目を覆うように指示する。検者は左手で自分の左眼を覆う。患者に，覆っていない側の眼で，検者の覆っていない側の眼を見てもらうように指示する。検者は，空いているほうの手を，患者との距離の中間で保ち，その手か持っているもの（例えばペン）を視野の四半部の2つの耳側（上/下）に動かし，それから手を交代して四半部の2つの鼻側の検査をする。そのつど，患者に検者の手や持ったものが見えるか尋ねる。検者の眼を覆うことで，検者の視野を使い比較して検査することができる
- 瞳孔の直接反射と間接反射を検査する
- 眼底検査を始める，または眼底検査の過程を説明する用意をする
- 眼底検査を始めるためには検眼鏡を'0'ジオプター，中間のサイズの丸い光を選択する。赤い光の反射を誘導するためには，検者は検眼鏡のレンズを見下ろしながら，患者の瞳孔にライトを当てる。視神経円盤は眼の鼻側に位置し，通常は境界が明瞭で淡いオレンジ色ではなくてはならないことを念頭に置く

第Ⅲ，Ⅳ，Ⅵ脳神経―動眼神経，滑車神経，外転神経

これらの脳神経は，ともに外眼筋を支配すると考えられている。
- 視診をして，左右の対称性と眼瞼下垂がないか，まぶたを観察する
- 視診をして，瞳孔の大きさ，左右の対称性を観察し，直接反射と間接反射をテストす

る
- 注視している基本的な位置を含む眼球運動（空中のＨ型・上下左右を患者の眼で追わせる）と輻輳を確認する。また，継続した眼振が出ていないか注意する

第Ⅴ脳神経－三叉神経

この神経は，眼，上顎，下顎の3つに分枝する。
- 運動の構成要素を観察する：咬筋の筋力と側頭筋が等しいか。力に抵抗して顎を開くよう患者に指示する
- 顔面の筋肉の痩せの徴候を観察する
- 感覚の構成要素を観察する：3つの領域をテスト，前額部（眼），頬（上顎），顎（下顎）
- 角膜反射を観察する：脱脂綿で角膜に触れ，瞬きを観察する

第Ⅶ脳神経－顔面神経

- 顔の表情筋を観察する：左右の対称性，顔の表情，無意識の筋肉の動きを観察する
- 筋肉の強度が同等か，対称かを観察する：笑顔/歯をむき出す，頬を膨らます，目を細める，眉をひそめる，眉を上げるように，患者に指示する

第Ⅷ脳神経－内耳神経（聴覚）

2つの機能をもつ感覚神経である。
- 聴覚：聴力
- 内耳：バランス

聴覚検査には，ささやき検査，ウェーバーテスト，リンネテストが含まれる。

ささやき検査
- 患者に片方の耳を塞ぐように指示する
- 患者の後ろに立ち，「94」または同じような言葉（日本では「おはようございます」「お元気ですか」など）をささやいて，患者に聞こえる大きさまで声を大きくする。もう片方の耳でも繰り返す

ウェーバーテスト
- 患者の頭の上または額の中央に，しっかりと小さな音叉（512Hz）の基部を置く
- 患者にそれがどこで聞こえるか尋ねる：片側，または両側
- 正常な聴力では，両方が等しく聞こえる

リンネテスト（気導と骨伝導の比較）
- 軽く振動させた音叉を乳様突起の上に置く
- 音が聞こえなくなったら言うように患者に指示し，それから素早く耳の近くに当てる
- 正常；気導の持続が骨伝導より長い

第IX脳神経—舌咽神経，および第X脳神経—迷走神経
- 患者の発語が明瞭かを観察する
- 患者に「アー」と言うように指示し，患者の軟口蓋の動き（発音）を観察する
- 必要であれば，舌圧子で咽頭の後方に優しく触れ，咽頭（嘔気）反射を誘発する

第XI脳神経—副神経（前もって頸部と背部のフィジカルイグザミネーションを行う）
胸鎖乳突筋と僧帽筋を支配する運動神経である。
- 胸鎖乳突筋：力に抵抗して頭を回転させるよう患者に指示する
- 僧帽筋：力に抵抗して肩をすくめるように患者に指示する

第XII脳神経—舌下神経
これは舌を支配する運動神経である。
- 明瞭な発音かどうかに注意してよく聞く
- 舌の萎縮と線維束性収縮を視診する
- 患者の舌を突き出させ，左右非対称と偏位がないかをみる
- 舌を左右に動かすように患者に指示する
- 舌の抵抗力を観察する（頬を内側から舌で押す）

脳神経を憶えるための語呂合わせ		
● 第I脳神経	**O**lfactory	**O**n
● 第II脳神経	**O**ptic	**O**ld
● 第III脳神経	**O**culomotor	**O**lympus
● 第IV脳神経	**T**rochlear	**T**owering
● 第V脳神経	**T**rigeminal	**T**ops
● 第VI脳神経	**A**bducens	**A**re
● 第VII脳神経	**F**acial	**F**rench
● 第VIII脳神経	**A**coustic	**A**nd
● 第IX脳神経	**G**lossopharyngeal	**G**erman
● 第X脳神経	**V**agus	**V**ines
● 第XI脳神経	**A**ccessory	**A**nd
● 第XII脳神経	**H**ypoglossal	**H**ops

※訳注
日本では「嗅いで（Ⅰ），視る（Ⅱ），動く（Ⅲ），車（Ⅳ）の3つ（Ⅴ）の外（Ⅵ），顔（Ⅶ），聴く（Ⅷ），舌（Ⅸ）に迷う（Ⅹ），副（Ⅺ），舌（Ⅻ）」かいでみる。うごくくるまのみつのそと。かおきくしたにまようふくぜつ」

表5-9 │ 脳神経の機能，症状，テストの要約

脳神経	主要な機能	障害の徴候	試験する方法
嗅神経 （第Ⅰ脳神経）	嗅覚	嗅覚異常	匂い嗅ぎ試験
視神経 （第Ⅱ脳神経）	視力	視覚障害 瞳孔異常	視覚の鋭敏さと色 視野，検眼鏡検査，瞳孔
動眼神経 （第Ⅲ脳神経）	瞳孔収縮 開眼 眼球運動	瞳孔異常 眼の偏位 眼振 眼瞼下垂	左右対称性，開眼，眼瞼下垂，眼球運動（下方・外側）瞳孔，左右が同じであるか，正円であるか，対光反射
滑車神経 （第Ⅳ脳神経）	下方，内側への眼球運動	眼の偏視，眼振	眼球運動（下方と内側）
三叉神経 （第Ⅴ脳神経）	側頭筋および咬筋の運動，顎の側方への動き 眼，上顎，下顎の感覚	弱い咬筋あるいは側頭筋 顔の感覚の低下 瞬きの欠如	眼，下顎，上顎の知覚試験 眼の角膜反射，舌の1/3後ろの味覚 咬筋：顎を開くときの抵抗，側方の顎の強度
外転神経 （第Ⅵ脳神経）	眼の側方偏位	偏位した眼 眼振	眼球運動，側方の運動
顔面神経 （第Ⅶ脳神経）	運動：顔面，表情，閉眼，閉口を含む 感覚：舌の前方の味覚	眼瞼の下垂 片側の顔面麻痺 不完全な閉眼 まばたきの障害	静止時，眉間にしわを寄せる，眼をしかめる，歯を見せて頬を膨らませたときの顔 舌2/3前方の味覚
内耳神経 （第Ⅷ脳神経）	聴力とバランス	聴力の低下	聴力，リンネテスト，ウェーバーテスト
舌咽神経 （第Ⅸ脳神経）	運動：咽頭運動 感覚：鼓膜，外耳道，咽頭，舌の後方の味覚	嗄声 咽頭または軟口蓋の異常 非対称な軟口蓋の挙上 嘔吐反射の減少	1/3後方の苦みの味覚 対称な咽頭挙上の咽頭反射
迷走神経 （第Ⅹ脳神経）	運動：口蓋，咽頭，喉頭 感覚：咽頭と喉頭	嗄声 咽頭または口蓋の異常 非対称に挙上する口蓋 嘔吐反射の減少	咽頭と喉頭の感覚口蓋垂の動きと位置，嚥下，発語

（つづく）

脳神経	主要な機能	障害の徴候	試験する方法
副神経 （第XI脳神経）	運動：胸鎖乳突筋，僧帽筋の上部	筋力の低下 肩の左右非対称	僧帽筋：抵抗に対して肩をすくめる 胸鎖乳突筋：抵抗に対して顔を回転させる
舌下神経 （第XII脳神経）	運動：舌	構音障害 舌の運動障害 舌の偏位	舌の左右対称性，線維束性収縮，強度

神経学的視診

以下について患者を観察する。

- 姿勢，歩行，協調運動，異常運動
- るいそう（痩せ）：左右対称性と分布（近位のるいそう）
- 線維束性収縮；筋肉領域の自発収縮
- 振戦

神経の触診

身体の筋群の触診。以下に注意する。

- 筋肉量；手，肩，大腿の萎縮がないか
- 筋肉の圧痛

筋緊張の評価

神経が損なわれていない正常な筋肉は，筋緊張として知られる軽度の緊張性を維持している。患者はリラックスして基本肢位で横にならなければならない。可動範囲を越えて抵抗が加わる点が正常な可動域である。

以下の確認をする。

- 筋緊張亢進：抵抗のあと，緊張がゆるむ（パーキンソン病）
- 筋緊張低下：（明らかな弛緩）運動ニューロンの低下または小脳障害による

筋力の評価

すべての筋群について負荷への抵抗力を観察する。

- 左右への頸の回旋
- 肩の外転と内転
- 肘関節の屈曲（頸椎5，6），伸展（頸椎6，7，8）：患者は，検者の手に逆らって押したり引いたりする
- 手関節の伸展（頸椎5，7，8，橈骨神経）：患者は拳を作り，検者の力に抵抗しそれを下げる

- 握力（頸椎7，8，胸椎1）：患者は検者の2本の指をできるだけ固く握る
- 手指の外転（頸椎8，胸椎1，尺骨神経）：患者の手は手掌を下にして指を広げる。検者は，指をくっつけようとする力に抵抗するよう患者に指示する
- 拇指の対立（頸椎8，胸椎1，正中神経）：患者は検者の力に抵抗して小指と拇指をつけようとする
- 股関節の屈曲（腰椎2，3，4）：患者の大腿に検者の手を置き，手の力に対抗して下肢を挙上するよう指示する
- 股関節の内転（腰椎2，3，4）：患者の膝の間に検者の手を当て，両足を近づけるように患者に指示する
- 股関節の外転（腰椎4，5，仙椎1）：患者の膝の外側に検者の手を当て，手の力に抵抗して足を開くように指示する
- 股関節部の伸展（仙椎1）：検者の手の力に抵抗して大腿を後ろに押すように指示する
- 膝関節の伸展（腰椎2，3，4）：患者の膝関節を屈曲して支持し，下肢をまっすぐにするよう指示する
- 膝関節の屈曲（腰椎4，5，仙椎1，2）：患者の下肢を屈曲し足をベッドにつけて，検者が下肢をまっすぐにしようとする力に対して，抵抗して足をベッドにつけた状態を保つように患者に指示する
- 足関節の背屈（腰椎4，5）：患者に検者の手の力に抵抗して押したり引いたりするよう指示する
- 足関節，底屈（仙椎1）：患者に検者の手の力に抵抗して押したり引いたりするよう指示する

反射

反射に関連した次の観察を行う。
- 腕橈骨筋反射（回外筋反射）（頸椎5，6）：手首より2.5～5cm上を直接叩く（屈曲と回外運動）
- 二頭筋反射（頸椎5，6）：間接的に肘前窩を叩く（肘関節の屈曲と二頭筋の収縮）
- 三頭筋反射（頸椎6，7）：直接，肘関節の直上を叩く（肘関節の伸展と三頭筋の収縮）
- 膝蓋腱反射（腰椎2，3，4）：直接，膝蓋腱の直下（四頭筋の腱）を叩く（膝関節の伸展と四頭筋の収縮）
- アキレス腱反射（仙椎1）：直接，踵の上（アキレス腱）を叩く（正常な動き：足関節において足底への屈曲）
- 足底筋反射（腰椎5，仙椎1）：踵からつま先を直接叩く（正常な動き：通常，つま先の動きは足底への屈曲）

協調（運動）
患者に以下を行ってもらうよう指示する。
- 素早い交互運動（手の回内・回外と足の屈伸）
- 点と点を結ぶ運動（双方で指鼻試験，踵膝試験）
- 交互の片足跳びと浅い膝の屈曲運動

歩行
- 患者に部屋を歩いてもらうよう指示し，歩行状態の滑らかさと協調性を観察する
- 協調性が欠如した歩行は，失調性歩行という：これは小脳機能障害，位置感覚の欠如，アルコールや薬剤中毒による可能性がある
- その後，つぎ足歩行（踵とつま先の歩行）を評価する：これにより，これまでは明らかでなかった失調をみつけられる可能性がある
- 患者に踵歩きとつま先歩きをするように指示する：筋力低下を見つけられるかもしれない

感覚
- ピン（または釣り糸などを使う）：表在性の痛みが引き出される
- 軽いタッチ：脱脂綿の先などを使用する
- 次のパターンでテストする。肩（C4）から始め，前腕（C6/T1），拇指と小指（C6/C8），大腿前方（L2），腓腹外側と内側（L4/L5），小趾（S1），殿部の内側（S3）
- 振動感覚：大きい128Hzの音叉を遠位関節で使用する：しばしば末梢神経障害で最初に感覚が減弱する
- 位置覚：手指や足趾のどれかを両側からつかみ，患者がよそを見るか眼を閉じた状態で，つかんだ指を上か下に動かす。位置覚の消失は，中枢神経または末梢神経，または神経根の障害を示すことがある
- 識別感覚：患者に，左右それぞれの手に同時に置かれる小さい物を一つずつ識別するよう指示する。もし触覚と位置覚が正常であれば，ふつうにできる。識別できないときは，感覚野の疾患を示唆するかもしれない
- ロンベルグ試験：両足を閉じて立ち，目を閉じるよう患者に指示する。陽性の場合，患者が眼を開けているときに安定しているが，眼を閉じるとバランスを失うか動揺する（わずかなぐらつきは正常でもあり得る）

神経学的診査手順のサマリー

- 認知的評価
- 第Ⅰ脳神経：匂いを嗅ぐ
- 第Ⅱ脳神経：明度，視野，瞳孔，眼底検査
- 第Ⅲ，Ⅳ，Ⅵ脳神経：眼瞼の左右対称性，瞳孔，眼球運動
- 第Ⅴ脳神経：顔面の感覚，運動，角膜反射
- 第Ⅶ脳神経：表情，左右非対称，顔面運動
- 第Ⅷ脳神経：ささやき検査，ウェーバーテスト（リンネテスト）
- 第Ⅸ，Ⅹ脳神経：味覚，嘔吐反射，発音時の口蓋の挙上，嗄声
- 第Ⅺ脳神経：抗負荷での顔の回旋，肩すくめ動作
- 第Ⅻ脳神経：ろれつ，舌の動きの異常，舌の左右対称性と運動，舌の力
- 運動機能：視診，触診，筋緊張，筋力，腱反射，調整，歩行の観察
- 感覚器：軽いタッチ，ピンでチクリと刺す，振動，接続位置の感覚，識別，ロンベルグ試験

表5-10 一過性脳虚血発作を示唆する症状のある患者の評価基準
OSCEを完遂するため，構成要素の数により，通常のステーションよりも10分長く設定する。

評価基準：一過性脳虚血発作
学生は患者の同意を得て，フィジカルイグザミネーションの説明をする
学生はフィジカルイグザミネーションの要素ごとに，患者の適切な部位を露出させる
学生は患者の全般的な観察を行う
学生は患者の時間，場所，人についての見当識を評価する
学生は基準としての体温，血圧，脈拍，呼吸回数について観察することを伝える
学生は頸動脈の閉塞（狭窄）の可能性を評価するために，頸動脈雑音を聴取する
学生は両側で適切な脳神経について評価する
第Ⅱ脳神経：視神経；視力
学生は片方の眼で眼底検査を行い，その過程を説明する。例えば赤色反射，血管，視神経円盤，網膜を特定する
学生は患者の視野を評価する（対座法によって）
学生は患者の対光反射を評価する（直接反射と間接反射）
学生は眼の調節機能を評価する
第Ⅲ，Ⅳ，Ⅵ脳神経：動眼神経，滑車神経，外転神経
学生は6つの基本的な注視を確認する
学生は輻輳について確認する
学生は眼瞼下垂をみる（上眼瞼の下垂）
学生は第Ⅴ脳神経を確認する：三叉神経
感覚（顔神経，上顎神経，下顎神経）
運動の確認〔歯を食いしばる，口（顎）を大きく開ける，顎を左右に動かす〕
学生は第Ⅶ脳神経を確認する：顔面神経
顔面の動き（眉間にしわを寄せる，頬を膨らませる，眉を上げるなど）

（つづく）

評価基準：一過性脳虚血発作

学生は第Ⅷ脳神経を確認する：蝸牛前庭（内耳神経）
総体的に聴覚の障害がないかに注意する（ささやき検査）
学生は第Ⅸ，Ⅹ脳神経を確認する：舌咽神経，迷走神経
学生は患者の発声を聞く
学生は患者に嚥下に困難がないか尋ねる
学生は患者に「アー」と言うように指示する
学生は彼らに嘔吐反射をテストすることを説明する
学生は第Ⅺ脳神経を確認する：副神経
運動（肩すくめと頸の力）
学生は第Ⅻ脳神経を確認する：舌下神経
学生は患者の発語の明瞭さを観察する
学生は患者の舌を視診し，萎縮や線維束性収縮がないか観察する
学生は患者に舌を突き出すように指示する
学生は患者に舌を左右に動かすように指示する
学生は舌の力を確認する
学生は上肢の運動機能を評価する
上半身の姿勢を観察する
学生は上半身の筋肉の大きさと外形を比較する
学生は筋緊張と筋力を評価する
- 両側の肩の外転と内転
- 両側の肘関節の屈曲と伸展
- 手関節の伸展
- 手を握る：両手
- 手指の外転：両手
- 拇指の対立

学生は協調運動を評価する
患者の歩行を見て，そして以下を患者に指示する
- 踵からつま先で歩行してもらう（つぎ足歩行）
- つま先で歩行してもらう
- 踵で歩行してもらう
- 片足で跳びはね，もう一方も行ってもらう
- 浅く膝関節を曲げ，または，患者に腕の支えなしに座った状態から立ち上がるよう指示する
- ロンベルグ試験を行う：そして患者の直立した姿勢を保持する能力に注目する

学生は回内筋の傾向を評価する
学生は素早く返す手と足の動きを評価する
学生は上肢と下肢の点と点を結ぶ運動を評価する
学生は感覚系を評価する
鋭い物（針のような物），または鈍い物（ブラシのような物）を使って，身体，上腕，下肢の適切な場所で痛みを評価する
学生は適切に軽いタッチでの評価を行う
学生は立体認知を用いた識別を評価する
学生は上肢の反射をテストする
- 上腕二頭筋腱反射
- 上腕三頭筋腱反射
- 腕橈骨筋（回内筋）

学生は下肢の反射をテストする

（つづく）

評価基準：一過性脳虚血発作
・膝蓋腱反射 ・アキレス腱反射 ・足底反射

頭痛を訴える患者の簡略化した神経学的診査の例

この大まかな（簡略化された）神経学的診査は，すべての神経学的診査から選択された項目を使用し，患者が訴える問題に関連した神経学的診査の技術を選択して適用した例である；このOSCEの例として片頭痛または緊張性の頭痛を示唆する病歴が示される（くり返す頭痛に用いる3分間の神経学的診査から構成されている）[1]。

1. **ロンベルグ試験**：大部分の人は動揺する（転倒または動揺を確認する）
2. **つぎ足歩行**：ロンベルグ試験より遂行は難しいかもしれない
3. **踵歩き試験**：足関節の背屈の力をテストする
4. **両腕を広げる**：手掌を上に向け，眼を閉じる（回内運動と腕の動きを確認する）
5. **指鼻試験**：自分の鼻を触れて離す動作を繰り返す。これは協調的な動作のテストである。眼を閉じて同じように行う
6. **巧緻動作**：両方：患者は各々の指を関係なく動かす
7. **指を軽く打つ**：両手で素早く
8. **視野**：上下，側頭と鼻側の範囲テストを交互の眼で行う
9. **眼球運動**：眼振の持続，もしくはピクピクする眼球運動を確認する
10. **顔と舌の運動**：眼を細める，大きく微笑む，舌を突き出すよう患者に指示する
11. **眼底検査**：初めに瞳孔の反応を観察し，それから乳頭浮腫を確認する（これは意識が清明で見当識が保たれている人ではまれである）
12. **反射と足底**：鋭い反応は，筋力低下または緊張が亢進したり，足底の反応が増強している場合のみ重要となる。反射の減少は，単純な頭痛を訴える患者でまれに関連することがある

小児のフィジカルイグザミネーション

病歴聴取のステーションと同様に，たとえ，あなたが小児専門コースを受けていない場合でも，時折，小児に対するフィジカルイグザミネーションのステーションを引き受けるように頼まれる可能性はある。これは，多くのナースプラクティショナーの学生が，プライマリヘルスケアといった潜在的に子どもと接する場所で働いているからである。小児の病歴聴取のステーションと同様に，フィジカルイグザミネーションのステーションでも，通常，実際の患者として子どもに患者の役割を担わせてはいない。しかし，その代わり

に，養育者の役割を担う誰かと，子どもの代わりにその年齢に応じた子どもサイズのモデル人形を使っている。このOSCEでは，ロールプレイの場面であることを思い出し，小児のフィジカルイグザミネーションの技術を実践する能力を示すために，通常，診療で実行しているように養育者と子どもとして接することを試みるべきである。

小児のフィジカルイグザミネーションで使っている一般的なシナリオには，発熱している子ども，発疹のある子ども，下痢と嘔吐のある子どもが含まれる。もし，あなたが小児専門コースを受けていなくても，多くの小児OSCEのシナリオが，2歳かそれ以上の年齢を利用していることに着目してほしい。

医学的問題に焦点を当てた成人のフィジカルイグザミネーションと対照的に，小児のフィジカルイグザミネーションは，十分に包括的な検査を保証するため，一般的には頭からつま先までのアプローチが求められる。頭からつま先へのフィジカルイグザミネーション手順の一例を示す。

- 全般的な視診と検査のため，子どものモデル人形の適切な脱衣を確実に行う
- 呼吸回数，脈拍，体温と毛細血管再充満時間（CRT）を含むバイタルサインの視診（あなたは，患者の年齢範囲に対する正常な小児の基準に対して，これらを解釈できることが求められる）
- 患者の口，喉，鼻，耳と首の腺を含む，耳，鼻，喉のフィジカルイグザミネーションを行う
- 視診と聴診を含む，呼吸器の胸部のフィジカルイグザミネーションを行う
- 視診，聴診，触診を含む，腹部のフィジカルイグザミネーションを行う
- 末梢のパーフュージョン（灌流）に関するアセスメントを含む皮膚の視診と触診を行う
- 脱水症（粘膜と皮膚のツルゴール）と，また髄膜炎（光感受性と項部硬直）の徴候のような要注意症状をチェックする

表5-11 | 発疹のある3歳の子どもに対するOSCEの評価基準

評価基準：発疹のある3歳の子ども
学生は子どもに自己紹介をし，適切な遊びで子どもを安心させる
学生は子どもの年齢と発達課題に応じて，何を行うかを説明する
学生は子どもの十分な露出を確保するため，養育者に子どもの服を脱がせるよう指示する
学生は手を洗う
学生は子どもの一般状態を観察する（意識，相互作用性，陽気さ，興奮性，不活発性）
学生はバイタルサインを測定する ・体温 ・脈拍 ・呼吸数 ・毛細血管再充満時間（CRT）
学生は年齢相応の基準とバイタルサインを比較する
フィジカルイグザミネーション
学生は皮膚を視診する

（つづく）

5 フィジカルイグザミネーションのOSCEステーション

評価基準：発疹のある3歳の子ども

- 色
- 発疹/外傷：分布，形態，形状

注意事項：脱水

学生は口の湿りを確認する
皮膚のツルゴールを確認する

呼吸器の診査

学生は胸部を視診する
- 呼吸苦
- 補助筋を使っているか
- くぼみ
- 胸部の形状

学生は正確な技術を使って聴診する（1回の吸気性/呼気性のサイクル）
学生は前胸部の4箇所をチェックする
学生は背部の4箇所をチェックする
学生は聴取した音について説明する（エア入り，クラックル音や喘鳴音などの異常音）

耳鼻咽喉系の検査

学生は検査中の適切な抑制方法について指導する
学生は年齢に適した技術を使って耳を診査し，観察したことを説明する
学生は患者の喉を検査し，観察したことを説明する
学生は頭と首のリンパ腺を検査する

眼

学生は患者の眼を検査する
- 眼脂
- 発赤．

注意事項：髄膜炎の徴候

学生は子どもがまぶしがっているか（光感受性）を検査する
学生は子どもの項部硬直を確認する

腹部

- 学生は腫脹，膨満を視診する
- 学生は腸音を聴診する
- 学生は柔軟さ，硬さ，腹壁防御，圧痛を触診する

末梢

- 学生は温感/パーフュージョン（灌流）を確認する

フィジカルイグザミネーションのOSCEステーションのサマリー

　病歴聴取の臨床技術にもつながるが，OSCEのフィジカルイグザミネーションにおいて，成功のカギは**実践する**ことである。臨床の設定であろうとなかろうと，学生の同僚や友人，家族と実践することである。あなたはまた，前述のようなそれぞれの身体機能のための診査手順のサマリーを記憶し，確かめなければならない。一般的に，次の7つのステップのサマリー手順は，フィジカルイグザミネーションのOSCEステーションでのあなたの実践を構造化するために利用できる。

○自己紹介

○これから患者に行うべきフィジカルイグザミネーションの手順と種類を確認し，患者に同意を得る
○全般的な視診を行い，バイタルサインを観察する
○患者の問題領域（このために使用すべきと思われる診断機器）に関する専門的な視診を行う
○必要に応じた触診を行う
○打診を行う（必要に応じて）
○聴診を行う（必要に応じて）

　最後に，フィジカルイグザミネーションのOSCEステーションにいる間，患者を診査することについて単に話すことより，むしろ，実際に患者を診査することが求められることを思い出してほしい。

引用文献

1) Anonymous author. *A three minute neurological examination for use in recurrent headache.* Reference number 97/7362. Wilmslow: Zeneca Pharma; 1997.

参考文献

Bickley L, Szilagyi P. *Bates' Guide to Physical Examination and History Taking*. 9th ed. London: Lippincott; 2007.

Cross S, Rimmer M, editors. *Nurse Practitioner Manual of Clinical Skills*. 2nd ed. Edinburgh: Bailliere Tindall; 2007.

Thomas J, Monaghan T, editors. *Oxford Handbook of Clinical Examination and Practical Skills*. Oxford: Oxford University Press; 2007.

Walsh M, Crumbie A, Reveley S, editors. *Nurse Practitioners: Clinical Skills and Professional Issues*. 2nd ed. Oxford: Butterworth Heinemann; 2006.

6 質疑応答型OSCEステーション

質疑応答型OSCEステーションの目的

　質疑応答型OSCEステーションの構成は，ロンドン・サウス・バンク大学の高度看護師チームによって発展した。これは従来の筆記試験に代わる選択肢であり，その取り組みによって，学生の考えが見えにくい従来の記述式の筆記試験に比べて，より正確に言語で表現ができることが発見された。質疑応答型OSCEステーションは，ロールプレイをするには非常に難しいシナリオに適しているであろう。例えば，小児科のシナリオ（OSCEでは一般的に小児は対象とならない），救急の場面（心臓起因の胸痛，または重度のアレルギー反応のある患者），もしくは，性の健康に関するシナリオ（プライバシーにかかわる内容となるため）などである。質疑応答型OSCEステーションは通常，質問の内容が曖昧ではなく明確なものになるように作成される。質問は学生に十分に理解される必要がある。したがって，時間のかかる複雑な質問よりも，短く簡潔な質問のほうが好ましい。

例：
問題：
　髄膜炎における注意事項と要注意症状を記載してください。

答え：
- 解熱薬で消失しない高熱
- 項部硬直
- 青白くない皮膚の発疹
- 羞明
- ケルニッヒ徴候（他動運動によって膝を伸展させると，膝の後方に痛みがある）
- 過敏性

- 傾眠傾向/意識障害
- 発作
- 嘔吐
- 頻脈もしくは徐脈
- 血圧上昇
- 大泉門膨隆
- 異常な口調/態度
- 末梢血液循環の減少
- 頻呼吸（速い浅呼吸）

　解答には起こりうるすべての徴候と症状が記載されるべきであり，評価者は可能な限りそれを正確に理解している必要がある．それは，学生が医療用語ではない表現を用いて解答した場合であっても，評価者がその表現を理解し，正しいと評価できるためである．スコアリングシステムは明確でなければならず，重要な注意事項の解答は学生によって発言される必要がある．

　上記の例では，15個の回答中，危険な徴候である「青白くない皮膚の発疹」や「羞明」「項部硬直」「解熱剤で消失しない高熱」などの必須内容を含む10個を解答できなければならない．

　「あなたは次に何をしますか」という質問は，救急の場面で行動する学生の能力を評価したいときに有効である．

例:

問題:

　患者：グリーン夫人，65歳女性
　インフルエンザワクチンの投与後に気分が悪くなり，呼吸困難と血管性浮腫の症状が現れました．あなたは次に何をしますか．

答え:

- 助けを呼ぶ
- 119（救急車を呼ぶ救急番号）に電話をかける
- 血圧と脈拍を測定する
- 患者の安静を保つため，診察台のような平らな場所を確保する
- 酸素を投与する
- アドレナリン（エピネフリン）を投与する

　学生は上記の質問に合格するためには，6個のうち「119（救急車を呼ぶ救急番号）に

電話をかける」「酸素を投与する」と「アドレナリンを投与する」を含む4個の行動がとれる必要がある。

　学生の臨床的推論を評価するための質問は，質疑応答型OSCEステーションでも用いることができる。5〜10分の短いOSCEステーションは臨床的推論のスキルをアセスメントすることには適していないため，特に質疑応答型OSCEステーションは有用である。

例：
　次のシナリオに従って，考えうる複合的な仮説を6つ示してください。

シナリオ：
　患者：パティ氏，65歳男性，アジア人の患者
　鋭い胸の痛みと息切れを訴えています。彼は2型糖尿病であり，ちょうどインドから戻ったところでした。

考えうる答えの例：
- 心筋梗塞
- 急性扁桃炎
- 肺塞栓
- 心不全
- 気胸
- 胸部感染
- 急性ぜんそく発作
- 慢性閉塞性肺疾患（chronic obstructive pulmonary disease；COPD）の悪化

　質疑応答型OSCEステーションは，健康増進もしくは治療と管理に特化したシナリオにも適している。

例：
問題：
　あなたはパティ氏が急性扁桃炎だと診断された後にどのようなアドバイスをしますか。

答え：
- 禁煙指導（もし喫煙者なら）
- 食事指導；低脂肪，減塩，赤身肉を控える，糖分を抑えた食事
- 飲酒に関する指導（もし飲酒する人なら）
- ストレスマネジメント

- 減量プログラム
- 運動プログラム
- 処方された薬の飲み方；例えば，扁桃炎のスプレー
- 再び同様の痛みを経験した場合の対処法
- 救急車を呼ぶ必要があるのはどういった場合か

上記の例では，学生は9個の答えのうち「禁煙指導」を含む6個を解答しなくてはならない。

質疑応答型OSCEステーションへの対応

　この質疑応答型OSCEステーションの構成に確実に慣れるためには，あらかじめ練習しなくてはならない。もしすぐに質問を理解できなければ，評価者に質問を繰り返すように依頼すべきである。理解できないことをそのままにしたらそれまでであり，質問することをためらってはいけない。また自分の思考過程がわからなくなったら，解答をまとめよう。問題の本質を思い出すためにはそれが有効である。

　質問や解答は明確であることを忘れないようにすべきである。例えば，もしどのようなフィジカルイグザミネーションの手続きをとる必要があるのか尋ねられたとしたら，体温，脈拍，血圧，呼吸を含めることは忘れないだろうし，解答内容はすべて合格基準に達するだろう。

　論理的な課題に学生が答えられることを本章では保証しよう。例えば，「あなたなら次に何をしますか」のような質問の場合，自分の臨床での領域の手順に当てはめてその指示を考えなさい。

　患者ではなく評価者に話すのだから，正しい医療の専門用語を使うよう努める。そうすれば，学生であるあなたが医療の専門用語を十分に理解していると示すことができるだろう。

　胸痛や呼吸困難，子どもの発熱，アレルギー反応，およびぜんそく発作などの注意事項が含まれている，生命にかかわるようなシナリオを復習すべきである。また，緊急場面のシナリオの治療やマネジメントについて復習する必要がある。

　手がかりを得るために評価者を見てはいけない。学生は評価者の非言語的コミュニケーションを誤って解釈してしまうだろう。質疑応答型OSCEステーションでは評価者は単に試験問題を採点しているだけである。ステーションにいるもう一人の人間は，患者を演じるのではなく学生が答える必要がある質問をするのである。

質疑応答型OSCEステーションのサンプル

小児ぜんそく悪化の質疑応答型OSCEステーション

患者：サリー，7歳女児

彼女のぜんそくが急激に悪化したため，同日父親があなたのところへ連れてきました。

問題1：

サリーに会ったら，まずどんな身体的徴候を確認しますか。

評価基準	述べる	述べない
苦痛と動揺のレベルを評価する		
*チアノーゼの評価		
喘鳴の評価		
彼女は1回の呼吸で1文を話すことができるか		
首の筋肉を補助的に使用しているか		
咳をしているか		
息切れをしているか		
彼女は体力を消耗している様子か		
*活気がないかどうか		

評価基準：9個のうち5個の解答（*は必須）

問題2：

あなたはサリーの父親からどのような情報を得る必要があると思いますか。

評価基準	述べる	述べない
発作の徴候がみられたとき		
*それは徐々に起こったか，もしくは急激に起こったか		
*彼女は今までどのような治療を受けてきたか		
*症状の軽減はみられたか		
彼女はひどいぜんそく発作，もしくは入院したことはあるか		
彼女のぜんそくはいつもどのように対処されているか		
彼女は診療を拒否しないか		
彼女はぜんそくの薬物療法もしくはデリバリーデバイス（吸入器など）の使用によって，何か変化はあったか		
あなたは最近，彼女のリリーバーの使用が増加していることに気づいたか		
サリーは最近，気道感染のような他の診断を受けていなかったか		
彼女は咳をするか		
もしそうであるなら，それはいつ起こるか。夜か，もしくは活動中か		
身体を動かすと彼女に息切れはあるか		

（つづく）

評価基準	述べる	述べない
彼女はOTC薬を含む他の薬を使用したり新しく始めたりしていないか		
彼女は今まで，例えばペット，煙あるいは他の誘因となるアレルゲンに接触したか		
彼女にとって最近ひどく落ち込んだ出来事はあったか		

評価基準：16個のうち10個の解答（*は必須）

問題3：

あなたはサリーにどんなフィジカルアセスメントをしますか。

評価基準	述べる	述べない
*呼吸状態のベースラインを観察する		
*息切れの状態を評価する/1回の呼吸で1文を話すのに息が切れてしまうかどうか		
*脈拍と酸素飽和度の測定（もし可能であるなら）		
体温の測定		
ピークフロー値を確認して，本人の過去最大値もしくは予測値と比較する		
*頸部の呼吸補助筋が使われているか確認する		
*胸部全体のフィジカルイグザミネーションをする		
喘鳴のサイレントチェスト聴診をする		
（注：聴診で呼吸音が聞こえない状態）		
エアエントリーの状況を確認する		

評価基準：8個のうち6個の解答（*は必須）

問題4：

ぜんそくの注意事項はどこで判断しますか。

評価基準	述べる	述べない
*チアノーゼ		
1回の呼吸で1文を話せない状態か，もしくは話したり食べたりするのにも息切れしている状態か		
*サイレントチェスト		
*脈拍が120回/分以上		
*呼吸数が30回/分以上		
酸素飽和度が92％以下		
ピークフロー値が33％以下		
呼吸補助筋を使用している		
薬物療法に対する改善がみられない		
*弱い自発呼吸		
激しい疲労感		
昏睡状態		
最近の入院状況		

評価基準：14個のうち10個の解答（*は必須）

虚血性心疾患による胸痛の質疑応答型OSCEステーション

患者：バティ氏，59歳男性，アジア人の患者

外科手術を受けたばかりの方です．彼は胸痛を訴えています．

問題1：

あなたは胸痛を訴える患者にまずどのような観察をしますか．

評価基準	述べる	述べない
呼吸状態		
循環動態		
外見上の全身状態		
皮膚の色（末梢循環）		
バイタルサイン		
苦痛の程度		
発汗		
冷感		

評価基準：8個のうち4個の解答

問題2：

バティ氏について，あなたはどのような情報を得ていますか．

評価基準	述べる	述べない
例えばOPQRSTUのようなフレームワーク		
胸部外傷の除外		
食後の心窩部痛		
咳		
発熱		
痛みの有無		
症状と徴候の関連		
既往歴		
家族の病歴		
高血圧		
糖尿病		
職業		
運動		
現在の薬物療法		
彼が最後に喉のスプレーをもっていたのはいつで，どのくらい有効だったか		
患者の考えの何が間違っていると思うか		

評価基準：痛みの検証ができる，もしくはOPQRSTUのフレームワークを使用する

問題3：

バティ氏にはまずどのような検査をすることが適切でしょうか。

評価基準	述べる	述べない
心電図（もし利用可能であるならば）		
酸素飽和度（もし利用可能であるならば）		

評価基準：心電図や酸素飽和度が利用可能かどうかによる

問題4：

バティ氏にはまずどのような管理をすることが適切でしょうか。

評価基準	述べる	述べない
酸素投与（もし利用可能であるならば）		
他の支援者を呼ぶ		
救急車を呼び，もし利用可能であれば，病院へ知らせるよう求める		
ただちに300mgのアスピリンを投与する		
支援者が到着するまでは患者を，ソファもしくはストレッチャーで安静にさせ，観察する		
患者を安心させ，可能な限り彼を楽な状態にする		
もし必要なら，一般開業医もしくは他の医療専門家と連絡をとる		

評価基準：支援者を呼ぶこととアスピリンを投与することが最低条件

バティ氏は心筋梗塞から回復し，退院した。彼はさらなる事象（心筋梗塞）の予防に努めたいと思っている。

問題5：

バティ氏には薬による健康管理以外に，どのような長期的な管理が適切でしょうか。

評価基準	述べる	述べない
全体的にリスク要因を減らす		
アルコール摂取量を抑える		
定期的に運動する		
コレステロールと脂質の摂取を抑える		
もし喫煙習慣があったならば，禁煙のアドバイスをする		
仕事を再開する		
性的な活動を抑える		
ストレスを管理する		
もし適切であるなら，パートナーもしくは家族の心理的な支援を受ける		

合格基準：2個のうち1個は討議されなくてはならない

> ### 質疑応答型OSCEのサマリー
>
> 　質疑応答型OSCEステーションでは，学生は，患者が表現している潜在的な緊急臨床問題についてのアセスメントとマネジメント能力を呈示する機会を与えられている。質疑応答型OSCEステーションは口述スタイルの試験として存在しており，受験者は言葉が基本となる臨床的推論技術を使う準備をするべきである。また，それ以上に必要なのは，現実の臨床における救急場面で何とかケアを実践するという経験をすることである。

参考文献

Simon C, O'Reilly K, Proctor R, et al., editors. *Emergencies in Primary Care*. Oxford: Oxford University Press; 2007.

7 コミュニケーションスキル，情報伝達，治療・管理を評価するOSCEステーション

　この章では，その領域の専門家以外では評価できない部分を評価することができるように，OSCEの表面妥当性を確保し，発展させていけるよう，さまざまなOSCEステーションについて検討する。

コミュニケーションスキル

　例えば，患者にとってうつ病の徴候と思われる病歴を調べていくなかで，学生のコミュニケーションスキルを評価するために発展していったステーションがある。うつ病は基礎的な治療場面や急性期治療の場面のどちらでも，一般的にみられる疾患である。しかし，時々臨床医の既往歴聴取の未熟さや見識が欠如しているために，診断を間違ったり見逃されたりする。うつ病は約15％の人が人生のなかのいくつかの時点で大うつ（major depression）を発病し，また障害を引き起こす原因の第4位となっている疾患である[1]。このことに学生は気づくべきである。こうした背景もあって，うつ病のアセスメントは最も一般的なOSCEステーションの題材となっている。

　うつ病に焦点をおいたOSCEステーションでは，精神状態を既存の枠組みや精神衛生のガイドラインを用いて評価することもできる。点数化されたガイドラインを枠組みとして使うことは，客観性を確実にするだけでなく，ステーションの信頼性や妥当性を高める。おおまかにいえば，学生は患者の精神状態に結びついた質問をする必要があり，その答えの結果から，軽症，中程度，あるいは重症のうつ病なのかを診断できる。質問の組み立てを助け，患者のうつ病の重症度を決定するための妥当な評価ツールを使うことが許可される。

　うつ病患者はしばしば，患者本人がかつて楽しんだことに対する興味を失っている。そ

して，その症状は患者の仕事や家族に対して悪影響を及ぼすかもしれない。それゆえ，質問はそれらの分野を中心にするべきである。以下に事例を示す。

以下に関する心理的な症状を診察する必要がある。
- 気分が落ち込んでいる，あるいは悲しい
- 希望がない，助けがないと感じる
- 自尊心が低い
- 涙もろい
- 罪の意識を感じる
- 短気，あるいは狭量である
- やる気が欠けている，あるいは興味が欠けている
- 決断できない
- 楽しみがない
- 自殺企図，あるいは自傷・他害（注意事項）
- 不安感情
- 性欲の減退

身体症状もまた診察されるべきである。
- ゆっくりとした話し方や動作
- 食欲あるいは体重の変化（増加あるいは減少）
- 便秘
- 原因不明な痛みや苦痛
- 活力の欠如
- 性的興味の欠如
- 月経周期の変化（女性）

社会的な症状についても診察されるべきである。
- 仕事でうまく働けない
- 社会活動を避ける
- 家庭環境の変化や問題
- アルコールやタバコ，ドラッグ（娯楽薬）などの使用が増える

うつ病患者とのコミュニケーションのOSCE

患者：アリス夫人，34歳女性
今日あなたのクリニックに来院しました。あなたは今まで彼女に会ったことはありません。

7 コミュニケーションスキル，情報伝達，治療・管理を評価するOSCEステーション

患者への指示：面接の間中，あなたは落ち込んだ様子をみせ非言語的なサインも控えるようにしてください。

ボックス 7-1　うつ病患者のシナリオ

あなたはアリス夫人，34歳の女性です。ここ半年間うつ状態が悪化してきたため，今日ナースプラクティショナーのところに来ました。あなたは結婚していますが，子どもはいません。6カ月前，妊娠12週で流産をしましたが，最初の妊娠でした。あなたはロンドンで管理職をしていますが，誰も妊娠や流産のことを知りません。

あなたの夫もロンドンで長時間の仕事をしています。あなたの家族はスコットランドに住んでいて，年に2回会っています。夫の家族は地元に住んでいますが，関係はうまくいっていません。彼らはあなたに子どもを産むことについて口うるさく言いますが，今回の流産については知りません。

あなたが妊娠する1年も前から子どもをつくる試みを続けていたので，夫もこの流産についてとても失望しています。流産の後，このことについて夫と話をすることがとても難しいことに気がつきました。また，性生活に関心がなくなりました。

あなたは仕事を少しも楽しんでいないことに気がつきました。仕事で誰かと協力することや，意識を集中することが難しいのです。ここ6カ月間よく眠ることができず，起床時間が遅く寝つきが悪いことに気がつきました。

食欲もなく体重も4kg減少しました。以前に比べてワインをよく飲むようになりました・（一晩にグラス4杯）。タバコを吸ったことはありません。流産についての専門家のサポートは受けていません。あなたはテニスの試合に負けた後のような圧倒的な罪悪感，流産の敗北感を感じています。

既往歴－記録なし。
家族歴－あなたの母親が出産後のうつ病に苦しんだこと以外は記録なし。
アリスは気分がとても落ち込み，よく泣きました。
アリス役を演じるとき，もしも学生から直接質問されたら，自殺企図はなく，自傷行為はしたことがないと答えてください。

この病歴聴取を通して，評価者は学生が効果的なコミュニケーションスキルを用いて患者に適切に共感を示し，患者の問題を理解したかどうかをみるだろう。ステーションの終わりに向かって，患者の問題に関する暫定的な診断をするための質問をされ，他の病歴聴取の情報よりも注目したいくつかの手がかりについてのコメントを求められるだろうが，それがうつ病の診断を助けることになる。

表7-1　うつ病の評価のOSCEの評価基準

評価基準：うつ病の評価
パート1 自己紹介し，開放的な雰囲気で思いやりをもって接する オープンクエスチョンで質問する 適切な聞き方/適切な沈黙を表現した 以下の項目についての質問で身体的な症状を聞く 　• 現在の問題の経過期間 　• 睡眠状態

（つづく）

評価基準：うつ病の評価

- 食欲や体重の変化
- 飲酒量
- 喫煙
- 6カ月前の流産（妊娠するためにがんばった1年の後）
- 性交渉への興味の欠如

以下の精神的な要因を聞く
- 気分の落ち込み，悲しみ
- 無力感や絶望感
- 低い自尊心
- 涙もろさ
- 罪悪感や失敗した感覚
- 怒りっぽい感情
- やる気の欠如
- 楽しみの欠如

以下の社会的な徴候を聞く
- 仕事の状態
- 家での状態
- 夫との関係性
- 家族の支援
- 既往歴

患者のサポート体制を評価する
患者の考えや悩みを聞く
患者の自殺企図や自傷行為のリスクを評価する

パート2
診断を軽症のうつ病であると確定する（後天的/死別）
うつ病の他のサイン，アイコンタクトの欠如や声のトーン，平坦な触れ合いなどの非言語的な合図を観察する

情報伝達のOSCEステーション

　情報伝達のOSCEステーションは，医学・看護の専門用語というより，むしろ患者が理解しようとしている言葉に対する医療情報の伝達能力を評価するための，理想的な方法である。患者が理解しようとする言葉とは検査結果の解釈を含んでおり，さらにまた，疾患過程，検査結果に関連する疾患の治療や管理を取り巻く情報伝達についての場合もある。例えば，血液検査の脂質の状態をみて，治療方法やその後の健康教育，健康的な生活習慣について，および潜在的な影響のために脂質状態を低下させる試みについて説明することが例としてあげられる。

　説明する学生にとって，その検査の結果はより現実的でなければならない。もし，その結果が正常範囲であれば，学生は患者にそれを伝えるべきであるし，臨床的に特異な分布であれば，学生は患者にわずかに治療範囲と一致していないかもしれないことを伝える必

要がある。

以下に情報伝達のOSCEの2つの例を示す。1つはコレステロール値，そしてもう1つは肝機能についての例である。

コレステロール値の検査結果を検討するためのOSCEステーション

> **ボックス 7-2　患者のコレステロール値の検査結果**
>
> 患者の名前：ジョーンズ氏
> 生年月日：1955年10月17日
> 括弧内に基準値を示す
> 総コレステロール：6.5mmol（＜5.2mmol）
> LDLコレステロール（空腹時）：4.0mmol（＜3.0mmol）
> HDLコレステロール：1.2mmol（＞1.2mmol）
> 総コレステロール/HDLコレステロール比：4.5mmol（＜4.5mmol）
> 中性脂肪：2.3mmol（＜1.5mmol）

学生のあなたは，一般的には通常以下のような専門用語で検査結果について解釈できるだろう。

- 高脂血症：総コレステロールかLDLコレステロールもしくはトリグリセリドの上昇
- 複合型高脂血症：総コレステロールもトリグリセリドも上昇している高脂血症
- 脂質異常症：高脂血症とHDLコレステロール減少を含んでいる
- 二次性脂質異常症：総コレステロールの上昇，LDLコレステロールまたはトリグリセリドおよび低HDLコレステロール。これは多くの場合，糖尿病または代謝性疾患などの二次原因と関連づけられる
- 家族性脂質異常症：脂質の濃度異常が起こりやすく，家族性高コレステロール血症（コレステロールの著しく高い濃度）と家族性を含む遺伝的状況は，高脂血症と結びつけられる（高コレステロールとトリグリセリド上昇を含む）

表7-2　コレステロールの血液検査後に結果を説明するOSCEの評価基準

評価基準：コレステロールに関する血液検査結果
一般的なアプローチ：自己紹介，温かな共感を示す
患者が正しく理解できる言葉で血液検査の結果を説明する
患者が高脂血症をもっていることを正しく確認する
患者が結果を理解しているかチェックする
患者と生活習慣の問題を探る（例：喫煙）

(つづく)

評価基準：コレステロールに関する血液検査結果
ダイエットについて患者と話し合う
運動について患者と話し合う
コレステロール降下薬と組み合わせて生活習慣の変化の重要性を説明する
エビデンスに基づくガイドラインを使用して，患者と治療の選択肢について話し合う
薬がどのように作用するかについて正しく説明する
薬を服用する方法（投与量とタイミングを含む）を説明する
患者に及ぼす副作用を知らせる
患者が理解したかをチェックするために言ったことを繰り返すように求める
患者の不安を探る
質問があるかどうか患者に尋ねる
フォローアップの予定と血液再検査を手配する

　各地域の薬物指針とガイドラインがあるため，すべての学生が同じ場所でOSCEを実施しない限り，評価基準を作る際に，OSCEの正確な参照範囲や治療の選択肢を含めることは難しいかもしれない。現実には，学生はその地域の薬物指針や治療ガイドライン，英国国民医薬品集[2]などにアクセスし，可能な限り必要に応じて参照することが妥当であろう。

　もう一つの情報伝達の事例は，肝機能テストを実施した後にやってきた患者のものである。このシナリオでは患者への結果を説明し，潜在する問題を患者と一緒に探ることが要求される。このシナリオでは学生に管理や治療を要求するものではない。

肝機能検査結果が変化したOSCEシナリオ

　43歳の患者は，非常勤のナースプラクティショナーによって検査された採血結果をもって，本日あなたを訪ねて来ました。受付係は，患者にその結果について，あなたに会い検討するように求めました。
　準備できたら，患者へ結果を説明し，彼女のもつ問題について話し合いなさい。

ボックス7-3　肝機能障害のある患者のシナリオ

　あなたは離婚してからの13年間，毎日アルコールを飲んでいるが，その事実につき簡単に自発的に話すべきではない。あなたは1日に少なくとも1本のワインと，何杯かのウォッカを飲んでいる。時々，午前11時から飲んでいることもある。あなたが体調不良を感じているのは飲酒に関係しているということにつき，まだ受け入れる準備ができていない。
　あなたはこの6カ月間で体重が減少したが，最近は食欲が少しある。あなたはフリーライターとして働いているが，締切りに間に合うように仕事をするのがどんどん難しくなっている。そして今のストレスに，お金がないことも加わっている。
　あなたには子どもがいない。父親はアルコールの問題をもっていた。あなたには特記すべき既往歴はない。

ボックス 7-4　患者の肝機能検査結果

血液学データ	結果	測定単位	基準値
白血球	9	×10⁹/L	5-18
赤血球	37	×10¹²/L	5-98
ヘモグロビン	10	g/dL	12-18
MCV	105（高）	fl×10L	84-99
血小板	321		169-358

生化学データ	結果	測定単位	基準値
アルブミン	83	g/L	30-52
ALT	53（高）	IU/L	5-50
総ビリルビン	8	IUmol/L	-17
アルカリフォスファターゼ	180	IU/L	40-280
γ-GTP	348（高）	U/L	＜33：女性　＜51：男性

表7-3　肝機能の血液検査後に結果を説明するOSCEの評価基準

評価基準：肝機能に関する血液検査結果

自己紹介をする
患者への接し方は温かく感情を込める
血液検査の理由を説明する
患者が理解できる言葉を使って結果を明瞭に説明する
異常値がみつかったことを伝える
見つかった異常値はおそらく度を超したアルコールの影響であることを伝える
患者のアルコール摂取は過敏性を示すことについて説明する
度を超したアルコールの影響について説明する
アルコール摂取の傾向について説明している
アルコール摂取期間中である採血結果の影響について話し合う
アルコール摂取の安全なレベルについて説明する
可能性のある症状について説明している（例：食欲減退，体重減少，記憶力低下など）
患者の社会的環境，仕事，生活習慣について話し合う
患者の仕事上の問題について話し合う
患者のアルコール摂取に関連した既往歴について話し合う
患者のアルコール依存の家族歴を調べる
患者のアルコール習慣を進んで変えようとする準備があるかについて探る
アルコール協会などの支援について討論する
近隣のアルコールや薬物に関する支援やサポート団体について話し合う
カウンセリングの紹介を患者の支援のために手配する
3カ月以内の肝機能の再検査を手配する

次に情報伝達のOSCEステーションの例として，クラミジア感染試験結果が陽性になったという，性に関する健康に関連した検査結果の解釈伝達事例を紹介する。

クラミジア検査の結果のために来院した患者に対するOSCEシナリオ

患者：シャロン，21歳女性

前回プラクティスナース（開業看護師）を訪れ検査したクラミジアの結果のために，今日あなたのもとを訪れました。クラミジアの培養結果は陽性でした。

検査結果について話し合い，関連した問題や管理について診察しなさい。

ボックス7-5　クラミジア検査の結果を待つ患者のシナリオ

　あなたの名前はシャロン，21歳。あなたはクリニックを前回訪れたときに実施したクラミジアの培養検査結果のために，今日ナースプラクティショナーに会いに来ました。検査を行った看護師は，検査をするべきだと提案しましたが，あなたはなぜか理解できませんでした。

　あなたは1人の子どもをもつシングルマザーで，新しく関係をもった人がいて，3カ月続いています。その前には2年間つきあった人がいました。あなたは性感染症の徴候を疑うような症状は何もありませんでした。5年間避妊用のピルを使っており，何の問題もありませんでした。あなたの新しいボーイフレンドはコンドームを使うのが好きではありません。

　あなたはクラミジアについて以前に雑誌で読んだことがありましたが，それ以上はよく知りませんでした。あなたの今のパートナーは性感染症を示す何の徴候も症状も訴えてはいませんでした。

　あなたはいつか，もっと子どもがほしいと強く思っています。

　あなたの友達は細菌性の腟炎に罹患しており，あなたはクラミジアと同じものかもしれないと思いました。あなたは今まで塗抹試験を行ったことがありませんでした。あなたはアレルギーがないことはわかっていました。あなたは他の面では健康です。

表7-4　クラミジア検査の結果を伝えるOSCEの評価基準

このステーションでは，学生のクラミジアの陽性結果の説明と患者との討論について，学生の能力や技量を試験することが目的とされている。

評価基準：クラミジア検査の結果
自己紹介し，温かく，感情を込めた接し方をする
最初から最後まで思いやりをもったコミュニケーションスキルで，オープンクエスチョンで質問する
クラミジア検査を受けた意味についての患者の解釈を判断する
クラミジアや他の性感染症に関する患者の基本的な知識について判断する
患者の関心や健康上の考えについて詳しく調べる
結果を明確に，医療用語を避け，適切なレベルの声の大きさで説明する
患者のクラミジアに関する理解を確認する
患者が性感染症の既往歴をもっているかどうかを尋ねる

（つづく）

7 コミュニケーションスキル，情報伝達，治療・管理を評価するOSCEステーション

評価基準：クラミジア検査の結果

学生はクラミジアの徴候や症状を探る
患者の性的関係（決まったパートナー，複数のパートナー）について質問する
例えば避妊の方法について質問する（コンドームなど）
クラミジアの影響の可能性を，例えば骨盤内炎症性疾患と不妊について説明する
患者に最後に子宮頸部塗抹検査をした日付と結果について質問する
すでに明らかになっている抗生物質でのアレルギーがあるかを質問する
抗生物質，例えば，ドキシサイクリンを含む，患者と管理について説明し，ローカルプロトコルに従って使用するように強調する
患者のパートナーの治療の必要性あるいは治療をしたかを話し合い，性感染症を診療するクリニックに患者を紹介することを考慮する
患者と接触した相手の追跡について話し合う
将来の予防（保護された性交）について説明する
患者のどんな問題や治療についても，再検査や復帰するためにケアを助言する
所定の治療に問題がある場合，戻ってくるように伝える

治療と管理ステーション

　これらのステーションは処方状況の管理や治療に関する，学生の解釈結果や正確な情報伝達能力を評価するために使用することができる。これは，コンコーダンスを作り上げる目的での管理のために，薬理学・非薬理学的の両方を含む知識が求められる。

高血圧治療と管理のOSCE

　患者：ブラウン夫人，49歳白人女性
　彼女のかかりつけ医によって3カ月前に高血圧と診断され，薬物を与えられました。その後すぐに引っ越しをしたので，最初のかかりつけ医を受診することはできませんでした。

　患者は「ラミプリル1.25mg1錠1日1回」の薬の注意書のメモを持って，今日，初めて受診しました。
　今日の血圧は162／110。ブラウン夫人が処方されているラミプリルや高血圧に関連する危険因子について彼女に説明しなさい。

　英国国民医薬品集[3]と根拠に基づくガイドラインは，このステーションでの資料として使用が可能です。

ボックス7-6　高血圧患者のシナリオ

　あなたはブラウン夫人，49歳の白人女性です。あなたは3カ月前にかかりつけ医に高血圧と診断されました。そのとき医師は，あなたに高血圧とはどんな病気か基本的な説明を行いました。医師はまた，あなたにいくつかの薬を処方し，1カ月分の薬を継続して内服するように言い，

あなた（ブラウン夫人）は薬がなくなるまで飲みました。その後の2カ月はどんな薬も飲んでいません。また，薬を飲んでいた1カ月の間は，副作用には全く気づきませんでした。

近所の人から，今後のためにも血圧の薬は飲まなければならないと言われ，今日，ナースプラクティショナーのところへ来ました。今，あなたは心配しています。あなたは「これは1日1回ラミプリル1.25mg1錠です」と書かれた所定のメモを持ってきました。

もし以下のことについて質問されたら答えて構いません。

あなたの父親は高血圧で，脳卒中により72歳で亡くなりました。あなたの兄も高血圧です（現在52歳）。あなたは新しい家の近くのスーパーマーケットで働いています。あなたは仕事を楽しみ，ストレスもありません。結婚して，2人の成人した子どもがいますが，子どもたちは家を出ています。あなたには，10代のころから運動の習慣はありません。

あなたは過剰体重ではありません。20年間1日10本タバコを吸っていましたが，10年前に禁煙しています。週末だけグラスに1〜1.5杯のワインを飲みます。塩分の多い食事を好んでいますが，食生活は全く健康だと思っています。

自覚している顕著な病状もなく，服薬している薬もありません。あなたが前回かかりつけ医で受けた血液検査の結果は正常でしたが，それが何なのか確信をもてません。

表7-5 | 高血圧の治療と管理を伝えるOSCEの評価基準

評価基準：高血圧治療と管理
患者へ自己紹介する
患者の参加を促すために言語的・非言語的コミュニケーションを使用する
議論された問題の患者の理解を確認するためにリフレクションを使う
全体的に患者が理解できる言語を使用する
患者の現在の健康状態/その他の薬の使用について情報や反応を引き出す
患者の既往歴について情報や反応を引き出す
高血圧患者の家族歴について情報や反応を引き出す
患者の喫煙歴について質問する
今日の患者の血圧が正常範囲よりも高いことを説明する
高血圧とは何かを説明する
未治療の高血圧の長期的な影響について説明する（特に脳卒中のリスクが増加する点について）
心疾患，心臓発作や狭心症のリスク増加を話し合う
網膜出血のリスク増加を説明する
腎機能障害のリスク増加を説明する
患者のアドバイスの理解度を評価する
エビデンスに基づくガイドラインを参照して，適切な抗高血圧治療のための処方箋を手配する
治療の副作用の可能性を説明する
他の生活習慣要因が，薬とともに血圧を下げることを説明する 　• ダイエット（減塩） 　• エクササイズ 　• リラクゼーション
血圧と服薬コンプライアンスの遵守をモニターするフォローアップの手配について話し合う

ラミネート加工された写真は，治療と管理のOSCEステーションでの使用ができ，学生の正確な診断を可能にし，関連する治療と管理について話し合うことができる。

皮膚の状態のためのシナリオは，特に治療・管理のコミュニケーションを評価する

OSCEステーションに適している。特にリアリティをもたせるためにわざとらしく化粧をすることなどはしないほうがロールプレイを補完するのに便利である。いくつかのOSCEは例えば湿疹や乾癬のために，特定の条件と実際の患者や役者を使用することができる。これはOSCEに，よりリアリティをもたせるのに役立つが，もし実際の患者ではない場合は，学生が混乱することがある。この状況では，患者がシナリオの指示に固執することや，自分の設定を作りすぎることに誘惑されないように注意しなければならない。

皮膚感染症のある患者に対する治療と管理のOSCEシナリオ

患者：アンダーソン夫人，38歳女性
今日あなたに会いに来ました。あなたと彼女は初対面です。

10分の間に患者履歴を聞き，あなたの診断と管理計画について話し合いなさい。

表7-6 | 皮膚感染の治療と管理を伝えるOSCEの評価基準

評価基準：皮膚感染症の治療と管理
患者へ自己紹介する
患者との信頼関係を確立する
病歴聴取の構造を提示する
オープンクエスチョンで質問する
以下の項目を抽出する
・誘発要因
・緩和要因
・症状の質
・症状の場所
・症状の広がり
・症状の重症度
・症状のタイミング
・他の関連する症状
関連する詳細な情報を抽出する
・アレルギー
・処方された薬剤
・職業
・市販薬
・これまで試した治療法
・既往歴
・家族歴
・類似した症状をもつ他の家族はいないか
以下の項目を尋ねる
・最近の旅行

(つづく)

評価基準：皮膚感染症の治療と管理

- 避妊
- 趣味
- ペット
- 喫煙
- 飲酒
- ドラッグ（娯楽薬）の使用
- 労働時間

鑑別診断を確立する
- 感染した接触性皮膚炎/湿疹
- 熱傷のトラウマ
- 蜂窩織炎に感染した昆虫咬傷

管理について話し合う
- 創傷被覆材
- 抗ヒスタミン薬
- 二次感染に対する抗生物質
- 手のケアに関するアドバイスの提供
- 仕事上のアドバイスの提供
- フォローアップの与薬/専門医の紹介の提供

コミュニケーションスキル，情報伝達，治療・管理を評価するOSCEステーションのサマリー

　コミュニケーションスキル，情報伝達，治療・管理を評価するOSCEステーションの成功の鍵は，学生が，患者や介助者と一緒に行った自分自身の専門家としての介入に達成感や心地よさを実感することである。

　日常の臨床で使用するコミュニケーションスキルは，これらのタイプのOSCEステーションにも同様に適応可能であり，状況に応じて使用するべきである。

　専門的介入をサポートするためには，背景となる臨床研究の結果に関連した科学的知識を学生は持ち合わせる必要がある。ファシリテーターやメンターのスーパーバイズによる臨床での介入実践を行い，関連する医学文献について焦点を絞って精読することにより，この科学的知識を得ることができる。

▌引用文献

1) Clinical knowledge summaries. *Depression*. Available at: http://cks.library.nhs uk/depression (accessed 2 Jun 2008).
2) Martin J, Jordan B, Macfarlane C, et al., editors. *British National Formulary 56*. London:BMJ Group and RPS Publishing; 2008
3) Martin, Jordan, Macfarlane, et al., op. cit.

▌参考文献

McGhee M. *A Guide to Laboratory Investigations*. 5th ed. Oxford: Radcliffe Publishing; 2008.
Neighbour R. *The Inner Consultation*. 2nd ed. Oxford: Radcliffe Publishing; 2005.

8 修士レベルの評価と客観的臨床能力評価（OSCA）

客観的臨床能力評価（OSCA）とは何か？

　7章では，主にナースプラクティショナーを目指す学部学生を対象としたOSCEについて説明した。しかし，ナースプラクティショナーの養成は徐々に大学院での教育へ移行しつつある。多くはポストグラデュエート・ディプロマ[註1]や修士号，あるいは独立した専門コースとして行われるようになっている。では，これらの大学院でのコースは学部学生のナースプラクティショナーコースとどう差別化すべきか。大学院コースの学生はより高い学術的技術の到達が期待されるだけでなく，必然的に高度な実践技術の能力としてのアセスメントの力が求められている。この章では，ロンドン・サウス・バンク大学修士課程におけるナースプラクティショナー学生の臨床能力到達度評価のための革新的な改良型OSCE実施プロセスの事例について紹介する。この改良型OSCEはロンドン・サウス・バンク大学で開発されたが，修士レベルの高度な実践能力を評価するために，他の大学でも急速に導入されていくと考える。

　この修士レベルの評価法を開発するために，ロンドン・サウス・バンク大学のナースプラクティショナー教育チームは，臨床分析，統合，問題解決といった典型的な修士レベルの認知特性を評価できるのと同時に，学生が実際の臨床で遭遇しうる診療の複雑性を反映した評価法を作成するように努めた。

　学部教育のOSCEと大学院教育のOSCEとを区別する実用的観点から，この修士レベルの改良型は客観的臨床能力評価（objective structured clinical assessment；OSCA）と呼ばれている。

註1：ポストグラデュエート・ディプロマ（postgraduate diploma）
学位ではないが大学院レベルの資格であり，職業専門的な要素が強い。履修期間は通常1年間である。

前述したように，OSCEは特定の明確に定義された臨床スキルの評価であり，受講生は個々のステーションを定められた順に回る．それぞれのステーションでは，臨床実践のスキルを用いて，診療の個々の構成要素を評価するようにできている．OSCAはOSCEをもとにしてつくられているが，異なっている点は総合的な患者の診察を重視し，学生の臨床知識の基礎の部分も評価できることである．OSCAでは診察の各要素が反映されるため，学生には高度な看護業務に必要とされる幅の広い臨床技術の能力を発揮することが要求される．この臨床スキルには患者とのコミュニケーション，病歴聴取，高度なフィジカルイグザミネーション，臨床上の意思決定，診断推論，検査と画像の解釈，治療方針と管理計画の交渉が含まれる．これらの要素は，看護における修士レベルの能力に備わっていて当然の認識力と実践能力，個人の活動力を反映している[1]．

　OSCAを一言で表現するならば，患者のアセスメントにおける潜在的な多様性を反映するように考案された「5つの要素からなる2つの長いケースステーション」であると概念化できる．それぞれのケースは複雑な患者概要からなり，高度な看護師としての必須能力を考慮した特定の基準で成績がつけられる．この長いケースステーションは，7章で説明した従来のOSCEフォーマットである典型的な複数の短いステーションとは全く違うものである．

　OSCAでは長いシナリオを利用することにより，包括的な患者評価ができる．それぞれのケースシナリオは5つの要素（Part 1～Part 5）で構成されていて，個々に高度な臨床実践のスキルに重要な内容を評価できるようになっている．各学生が1つのOSCAケースを終えるのに与えられる時間は1時間であり，試験に合格するためには2つのケースをこなすことが求められる．これらの統合されたステーションは，大学院での学生が各々の臨床で直面する可能性がある複雑な臨床所見を反映するようにデザインされている．学生にとって病態生理に基づいて理解したことをまとめられる能力や問題解決能力だけでなく，この複雑さの管理が効果的であり，これこそが他の臨床試験とは一線を画したこの修士レベル臨床試験の特徴といえる．

　ロンドン・サウス・バンク大学で開発されたOSCAステーションの長いケースシナリオの例（息切れのある患者）を以下に示す．

　5つの分野で統合されているOSCAの構成は，1時間以上で完了する予定である．
- Part 1 – history taking（病歴聴取）
- Part 2 – physical examination（フィジカルイグザミネーション）
- Part 3 – clinical reasoning（臨床的推論）
- Part 4 – investigations（検査）
- Part 5 – treatment and management（治療と管理）

Part 1　病歴聴取

ボックス 8-1　息切れをともなう患者のシナリオ

　あなたは高齢のアフリカ系カリブ人の男性です。息切れと疲労感を主訴にクリニックを受診しました。あなたの最初の訴えは「呼吸が苦しく疲れを感じている」です。
名前はビル・ギルス。住所はロンドンのSE15 3JB Tresco通り28番地で，生年月日は1944年6月6日です。

　自分から症状を説明することはしないようにしてください。しかし，学生の質問にはすべて答えてください。学生は最初の病歴聴取のときや後の診察の際に特定の症状，例えば息切れについて詳細な質問をしてくるかもしれません。もし学生が「今日はどうしましたか」とか「何がお困りですか」などのオープンクエスチョンで始めた場合は，以下のような一般的な表現で答えてください。

- 「息切れが心配なんです」
- 「元気がなくて，時々息が苦しく感じるんです」
- 「どこが悪いのかよくわかりませんが，いつもはもっと元気で，息苦しくもないんです」

シナリオに含める質問回答の基準

・息切れ
　あなたは3カ月前から息切れを感じていますが，最近それがより悪化し，現在では短い散歩の時でさえも，息が正常に戻るまで立ち止まらなければならなくなりました。あなたの呼吸はこの3カ月間で次第に悪くなっています。以前はパブまで（徒歩15分）問題なく歩くことができましたが，今ではちょっとした労作でも息苦しくなります。自分の部屋の階まで上がるときも一息休みを入れなければいけないことに気がついています。

　先週からベッドに横になるとより呼吸が悪化することに気づき，時々椅子に座って寝るようにしていました。夜中に息苦しさで目を覚まします。これまで吸入器を使用したことはありません。胸苦や胸痛の経験はありません。

・元気のなさ
　以前はもっとエネルギーに満ちていたのに，元気がないと感じています。元気がなくなってから3カ月経過します。呼吸苦があり夜間によく眠れないため，現在は日中に眠りがちです。

・咳
　あなたは朝に湿性咳嗽がありますが，日中になるとその症状は楽になります。何年か前から明け方の咳はありましたが，現在は悪くなってきています。痰は白く泡沫状で量は多く，時に黄色のこともあります。痰に血は混じっていません。妻が買ってきた咳止めを試したこともありましたが，効果はありませんでした。

・現在の健康状態
　あなたは夜中に排尿のため（約2～3時間ごと）に起き，若干の排尿困難がありますが，自分と同年代のすべての男性がその問題を抱えていると思っています。排便に問題を感じたことはなく，それは現在も変わりありません。最近身体の具合は悪くはありませんでした。最後に風邪を引いたのがいつか思い出すこともできないぐらいです。最近まで体重が減るようなこともなく，事実，お腹が出てきているので体重が増えたかと考えています。食欲は少しも変わりありません。

　椅子に座っていると足首がむくみます。時々手指がむくむこともあります。夜間の発汗はありません。

- 既往歴
  あなたは10年前に高血圧を診断され，アテノロールを1日1回50mg，5年間使用しています。定期的にプラクティスナース（開業看護師）に血圧のチェックをしてもらっています。毎朝妻と同じ時間に血圧の薬を飲みます。結核のワクチンは小児期に接種済みで，他のワクチンについても通常どおり接種済みです。アレルギーはありません。

- 家族歴
  あなたの母親は脳卒中のため67歳で亡くなっています。母親は糖尿病をもっていました。あなたの父親は肺癌のため70歳で亡くなっています。

- 個人歴・社会歴
  あなたはバスの運転手を引退しています。子どものころにイギリスに来ました。
  結婚していて5人の子どもがいます。子どもたちは全員成長し，それぞれ自分の家庭をもっています。家族関係は良好であると思っていて，現時点で特に問題は感じていません。
  16歳のころからタバコを吸っていて，1日に10〜20本のタバコを吸っています。タバコの習慣は変わらないし禁煙について考えてはいません。エレベーターのない公営住宅の3階に30年住んでいます。
  あなたの妻は元気です。妻も高血圧で，最近糖尿病の診断を受け内服薬で治療を受けています。
  あなたは歩いたりバスに乗るのが好きで，車はもっていません。
  週に3回は昼食を取りにパブまで歩いていき，そこで昔の仕事仲間と一緒に1〜1.5リットルのビールを2時間以上かけて飲み，昼食を食べ，カードゲームをします。
  他の運動はしていません。テレビでクリケットを観るのが好きで，時々息子の一人がWest Indiesチームの試合へ連れていってくれます。
  料理は妻がすべて行っていて，あなたは伝統的なアフロカリビアン料理が好きですが，時には外食します。家にはペットはいません。

- 心配事
  あなたは父親のように肺癌ではないかと悩んでいます。

学生は病歴聴取後に，この段階で思いついたいくつかの仮説，鑑別診断とそれぞれの理論的根拠を評価者に示すように求められる。

表8-1 | OSCA Part 1　病歴聴取の評価基準

評価基準：病歴聴取
自己紹介する
オープンクエスチョンを適切に用いる
患者が症状を説明する際には遮ることなく聞くことができる
現病歴
呼吸苦について十分に聴取する
疲労感について十分に聴取する
来院目的について質問する
症状開始がいつか質問する
身近に同様の症状の人がいるかどうか確認する

（つづく）

8　修士レベルの評価と客観的臨床能力評価（OSCA）

評価基準：病歴聴取

症状のきっかけになるような要因，例えば運動や最近の上気道感染などについて確認する
症状が改善する要因，例えば安静にするなどについて確認する
症状が日常生活行動に与える影響について確認する
他に関連する問題がないかどうか質問する
咳があるかどうか質問する
痰がからむかどうか質問する
痰の色や量について質問する

注意事項
痰に血が混ざっていないか質問する
体重減少について質問する
体重増加について質問する
足関節の浮腫について質問する
食欲の変化について質問する
夜間の発汗について質問する

既往歴/家族歴
既往歴を確認する
家族歴に関して質問する

生活習慣，社会的経歴
患者の以下のことについて質問する
- 喫煙
- タバコ
- 運動
- 食生活
- 職業/過去の職業
- 家庭状況

薬剤・アレルギー
内服薬について質問する
内服についてのコンコーダンスを確認する
アレルギーの有無について質問する
排便や排尿など，他の付随する症状について質問する
これまで自分なりにどのように対処してきたかについて質問する
何が問題であると患者自身が考えているかについて確認する

鑑別診断とその根拠

結核
気管支拡張症
急性気管支炎
喘息
慢性閉塞性肺疾患（chronic obstructive pulmonary disease；COPD）
アレルギー
肺炎
悪性新生物
うっ血性心不全
その他

Part 2　フィジカルイグザミネーション

　ここでは学生は呼吸や循環にかかわるフィジカルイグザミネーションを実践し，その手技を説明することが要求される．もし学生が呼吸・循環以外の診察をしようとした場合には，それを制止し「そこの所見は問題ありませんので，他のところを診察してください」と促す．

表8-2 | OSCA Part 2　フィジカルイグザミネーションの評価基準

評価基準：フィジカルイグザミネーション
自己紹介をして，フィジカルイグザミネーションを始めることを患者に説明する
次にフィジカルイグザミネーションを行うための同意を得る
脱衣を患者に説明し，診察に十分な脱衣を行う
手を洗うかもしくは消毒する
バイタルサイン（血圧・体温・脈）を測定することについて説明する
顔色を観察する
指の所見をチェックする
・タバコ
・ばち指
・毛細血管再充満時間（CRT；capillary refill time）
・手の温度
呼吸のフィジカルイグザミネーション
患者の胸部について以下のことを観察・診察する
・左右の対称性
・呼吸数
・気管の偏位
・胸郭の形
・補助筋の使用（努力呼吸）・陥没呼吸
・鎖骨上リンパ節
・圧痛
胸郭の広がりについて前方・後方から確認する
触覚振盪音について前胸部で確認する
触覚振盪音について背部で確認する
前胸部の打診を行い，左右を比較する
背部の打診を行い，左右を比較する
前胸部の聴診を行い，左右を比較する
背部の聴診を行い，左右を比較する
笛音，水泡音・捻髪音，いびき音などの呼吸音を区別できる
循環のフィジカルイグザミネーション
患者の下肢について以下のことを診察する
・色
・脱毛
・血管
・温度
・浮腫
・末梢動脈の拍動

（つづく）

8 修士レベルの評価と客観的臨床能力評価（OSCA）

評価基準：フィジカルイグザミネーション
正しい診察肢位として頭部30°挙上の仰臥位にする
頸静脈拍動の評価を行いセンチメートルで表現する
総頸動脈を触知する
ベル型の聴診器で頸動脈の血管雑音の聴診を行う
前胸部で心拍動の振戦を確認する
心尖部拍動を触知する
心尖部拍動の性状を確認する
もし仰臥位で心尖部拍動を触れなければ，左側臥位になるように依頼し，再度触診する
膜型聴診器を用い大動脈領域，肺動脈領域，三尖弁領域，僧房弁領域で心臓の聴診を行う
ベル型聴診器を用い大動脈領域，肺動脈領域，三尖弁領域，僧房弁領域で心臓の聴診を行う
特殊な手法として，坐位で前屈し呼気で息を止めて左傍胸骨，心尖部で聴診する
特殊な手法として，左側臥位としてベル型聴診器で心尖部を聴診する

評価者は学生にフィジカルイグザミネーションの結果を示す。

ボックス 8-2 息切れをともなう患者のフィジカルイグザミネーションの結果

- 体温35.4度
- 血圧135/92
- 脈拍92
- 呼吸数25/分
- ボディマス指数：(Body Mass Index；BMI) 29
- 毛細血管再充満時間：(capillary refill time；CRT) 約6秒
- 手足は冷たくチアノーゼ様
- 足関節には圧痕浮腫がある
- 樽状胸郭
- 頸静脈圧4cm
- 心尖部は第六肋間で触知し，中腋窩線まで広がる
- Ⅲ音聴取
- 肺野全体に両側性の笛音を聴取

Part 3 臨床的推論と診断

学生には2つの要素を指示する。

1. 患者について知り得たことを基本として，どのような鑑別診断を受け入れて，どのような診断を否定しようとしているか，これらの決定の理論的根拠を評価者に述べなさい。
2. 臨床的推論スキルのデモンストレーションをしなさい。評価者が呼吸器，循環器のフィジカルイグザミネーションに関する一連の一般的な質問を行う。質問は今回の患者の所見とは必ずしも関係はない。

根拠に基づいて受け入れたあるいは否定した鑑別診断

学生は，患者の問診から考えうる鑑別診断について気づかなければならない。

鑑別診断	根拠	採用	除外
結核			
気管支拡張症			
急性気管支炎			
ぜんそく			
慢性閉塞性肺疾患（COPD）			
アレルギー			
肺炎			
悪性新生物			
うっ血性心不全			
その他（Part 1で鑑別診断として並べられたものを使用する）			

臨床推論問題

1　呼吸器・循環器の病態を示唆する手の所見に関する明らかな臨床所見を3つあげなさい

臨床所見（解答例）	述べた
ばち指	
爪下出血	
チアノーゼ	
ジェーンウェー病変	
オスラー結節	

2　以下の呼吸器診察の所見が何を意味するのか説明しなさい

臨床所見	説明した
胸膜摩擦音	
・胸膜炎	
水泡音・捻髪音	
・感染	
・肺水腫	
笛音	
・ぜんそく	
・結核	
・癌	

（つづく）

臨床所見	説明した
・感染症 ・慢性閉塞性肺疾患（COPD） いびき音 　・喘息 　・アレルギー 　・慢性閉塞性肺疾患（COPD）	

3　慢性閉塞性肺疾患（COPD）を示唆する身体所見を5つ述べなさい

身体所見	述べた
いびき音 気管タグ 吸気時胸鎖乳突筋の収縮 胸骨上，鎖骨上，肋間，肋弓下の陥没呼吸 樽状胸郭 体重減少 口すぼめ呼吸 中心性チアノーゼ 羽ばたき振戦・反跳脈 末梢浮腫 頸静脈圧亢進	

4　肺水腫の患者において，なぜ肺野で水泡音・捻髪音が生じるのか説明しなさい

説明	説明した
間質の水分移動のバランスが乱れるため，静水圧の上昇が生じる　　＊1点 動脈圧（血圧）の上昇により，肺静脈圧，毛細血管圧も高まる　　＊1点 リンパ系が十分に過剰な水分を排出できない場合肺水腫が生じる　＊1点	

＊それぞれ説明できていた場合に採点する

5　右心不全を示唆する所見を5つあげなさい

臨床所見	述べた
末梢浮腫 息切れ 肝臓腫大 脾腫	

(つづく)

臨床所見	述べた
頸静脈圧亢進	
腹水	
徐々に体重が増加	
不整脈	
腹満	
嘔気	
嘔吐	
食欲不振	
黄疸	
体力低下	
倦怠感	
めまい	
失神	

6 喘息における気道の病態生理を簡単に説明しなさい

説明	説明した
アレルゲンの吸入により急性炎症反応（＊1点）が生じ気管支収縮をきたす（＊1点）炎症性メディエーターにより生じた分泌物（＊1点）が気道内で集まり，粘液栓形成，線毛運動の障害，気道粘膜浮腫（＊1点）により気道閉塞を生じる（＊1点）	

＊5点中，それぞれの説明で1点ずつ採点する

Part 4　検査の解釈

1　患者に対しオーダーすべき最も適切な検査は何であるか，評価者に述べなさい。
2　評価者はいくつかの検査結果を学生に提示する。学生はそれらの結果とその解釈について評価者に説明しなさい。
3　そのうえで，この患者の診断についてどう考えるかを説明しなさい。

もし，診断が正しくなければ，評価者は学生がOSCAのPart5を始める前に，学生に正確な診断名を伝える。

学生の検査選択肢
全血球数
血沈
脂質検査
尿素・電解質

(つづく)

学生の検査選択肢
肝機能
血糖
甲状腺機能
胸部X線
肺活量測定
最大呼気流量
心電図
血液ガス，酸素飽和度
その他

患者に関連する3つの検査の解釈

評価者は，検査結果を3つ別々に受講生に提示し，解釈をさせる。例えば心電図，胸部X線，肺活量測定の3つの結果に関してである。

検査	正しい検査の解釈
胸部X線	
肺活量測定	
心電図	

この症例の診断は，うっ血性心不全を合併した慢性閉塞性肺疾患（COPD）である。

Part 5　治療と管理

学生は，患者へ診断と適切な薬物，非薬物療法と治療方法を含めた治療の選択肢を説明しなければならない。

英国国民医薬品集や臨床ガイドラインは必要に応じて参考にしてもよい。

表8-3 | OSCA Part5　治療と管理の評価基準

評価基準：治療と管理
患者に話し合いの目的を説明する
正確に診断名を説明する
「慢性閉塞性肺疾患（COPD）は気道閉塞を生じる病態であり，進行性で，通常は完治することはありません」
「左心不全は通常，左室の機能障害によって生じます」
タバコを止める必要性を説明する
どのようにタバコをやめたらよいのかアドバイスを行う
体重を減らすことの重要性について説明する

(つづく)

評価基準：治療と管理

どのように体重を減らせばよいのか説明する
慢性閉塞性肺疾患（COPD）の治療について説明する；まず必要に応じて短時間作用性の気管支拡張薬を使用する（β_2アゴニストもしくは抗コリン薬）
それぞれの薬がどのように作用するのか説明する
正しい薬の使用法について説明する
吸入補助器の使い方について説明する
治療の副作用について説明する
- β_2アゴニスト
  - 細かな振戦
  - 低カリウム血症
- 抗コリン薬
  - 高齢者では尿閉
  - 口渇

まず4週治療してみて効果を確認するという方針を説明する
心不全の治療について説明し，薬物療法が必要なことを話す
患者に理由を説明する；薬が心不全患者の治療の第一選択であり，血圧にも有効である
選択した薬がどのように作用するのか説明する
薬の量の調節について説明する
副作用について説明する
- 咳
- 低血圧

利尿薬の導入について説明する
薬の作用機序について説明する
薬を飲むタイミングを説明する
次回受診について確認する
どんなときに緊急にクリニックに受診すべきか説明する
患者に何か質問したいことはないか確認する

OSCAステーションのサマリー

　上記は1つのOSCAステーションの例に過ぎない。見てのとおり，このような長いケースシナリオにおいては，従来行われてきた短いOSCEステーションでは十分に表現できなかった臨床の複雑さを盛り込んでいる。OSCAタイプのステーションは，学生にとって長時間の試験である一方で，教育スタッフにとっても計画から実施，改訂など膨大な時間をつぎ込まなければならないものである。そのため，すべての大学や高度な看護コースの学生に必要とはいえないかもしれない。ただし，修士レベルの学生が遭遇すると思われる臨床の複雑さを反映した評価を必要とするならば，妥当なものである。

引用文献

1) Ashworth P. Whither nursing? Discourses underlying the attribution of master's level performance in nursing. *J Adv Nurs*. 2001; 34(5): 621–8.

参考文献

Ward H, Willis A. Assessing advanced clinical practice skills. *Primary Health Care*. 2006; 16(3): 22–4.

9 医師以外による処方のOSCE

　この章では，高度な実践のもう一つの部分に注目する。すなわち，現在発展中の医師以外による処方であり，看護師や薬剤師，同類の医療専門職の高度な臨床実践として重要な役割となりつつある部分についてである。まず，薬を処方する医師以外のスタッフを置いた歴史的背景から述べ，大学と臨床をベースとした看護処方に関するOSCEの2つの例を示す。これにより学生は，看護師が自立して処方するOSCEに対して有用な準備や試験対策ができる。

医師以外による処方の背景

　英国で医師以外に処方権を定めることに関しては，Cumberlegeレポート[1]で1986年に"地域で従事する看護師は，訪問する患者により効果的なサービスを提供しなければならない。そのため限られた処方集をもとに処方する規範的権限を与えなければならない"と推奨され，ゆっくりとそして着実に発展してきた。

　1992年のレポート「医薬品：看護師による処方権」[2]で定められたこの権利は，限定された権利であり，保健師と地区看護師，訪問看護や地区看護の資格のあるプラクティスナース（開業看護師）に許可された。最初に，看護処方者の教育プログラムにおいて，地区看護師と保健師の資格を統合した。王立看護協会のような組織からの多くの議論や陳情行動を受けて，看護師の処方権を拡大する協議は，2001年の医療社会福祉法で結論が出された。それは看護師が自立して処方する手段を与えるための必要な法律の制定であった。それから看護師の処方は規則を拡大され，自立して処方する権限が与えられた[3]。

　2006年5月に，処方に関して重要な変更が行われた。看護処方者に関する拡大規制は廃止され，自立した処方者として資格要件を満たした看護師は，彼らの能力の範囲内で，規制された薬物を含めて，病状に応じたいかなる公認の薬剤でも処方することを許諾され

た。これらの高度な看護の発展と並行して，薬剤師は2003年に補助的な処方権を，2007年には自立した処方権を獲得した。理学療法士，足病治療士，放射線技師，検眼士を含んだ同類の医療専門職は，2006年に補助的な処方権を受けた。新たな処方権の獲得により，短期間で自立した看護処方者プログラムが発展する道が開かれた。そして，看護師のプログラムは，他のヘルスケア専門職の処方プログラムとは別に提供されている。現在，英国の大学の大半は，学部教育もしくは大学院教育で医師以外による処方プログラムを提供している。

　2006年6月に，看護師・助産師協会は，『Standards of Proficiency For Nurse and Midwife Prescribers』を出版した。この書籍は，処方の基準である教育や，看護師が処方するために準備しなければいけないトレーニングについて法的に規定されていることが記述されている[4]。また，看護師・助産師協会の標準的な教育に，看護師の自立したアセスメントと処方のための要件が説明されている。OSCEや，シミュレーション学習環境（大学の技術実習室），あるいはもう1つの方法として，医師以外の職種で処方にかかわる学生が関連する臨床実践の環境を介して，実践的なアセスメント方略を用いて，処方の際の理論を適応しデモンストレーションを行うことが言及されている[5]。大学あるいは実践に基づいた処方に関するOSCE評価のこれらの要件以上に，OSCEステーションの数または医師以外による処方プログラムに定めるステーションの特質に対する必須の要件はない。そのため，単に1つのステーションを使用する大学があれば，最大10ステーションを使用する大学もあるなど，医師以外による処方プログラムで使用されるOSCEステーションの数には相当な違いがある。

シミュレーション学習環境における医師以外による処方のOSCE

　看護師・助産師協会は，医師以外による処方のOSCEステーションの進め方として，例えば評価するタイミングや正確な処方能力などの必須の要件は，現在のところ作成していない。しかし，各々の大学は，医師以外による処方にかかわる学生が処方者としての資格を取得する前に，高度な臨床スキルを身につけていることを保証する必要がある。以下に示す内容は，ロンドン・サウス・バンク大学の医師以外による処方プログラムで用いられるOSCEステーションの例である。ロンドン・サウス・バンク大学では，2つのステーションでOSCEを構成している。1つは5分のステーションで，もう1つは10分のステーションである。

　医師以外による処方に関するOSCEのために，ロンドン・サウス・バンク大学では，いくつかの異なる種類の5分のステーションを用いてきた。これらはスタッフがいるステーション，スタッフがいないステーションも含んでいる。スタッフがいないステーショ

ンは，評価者や患者はおらず，学生には5分で完了できる課題が与えられる。これらのスタッフがいないステーションで終了する課題は，処方箋を記載する，臨床管理計画を立案する，薬の投与量を計算するなど，含まれる活動ごとに異なるものとなっている。

8章で記述したOSCEステーションと同様，医師以外による処方に関するスタッフがいるOSCEステーションには，評価者と模擬患者の2人がいる。これらのステーションは，一般的に，以下のような活動を評価する。
- 安全な処方と情報の伝達（5分）
- 一般的な愁訴について焦点を絞った問診（5分）
- 診断や治療管理に関連した病歴聴取（10分）

安全な処方と情報の伝達のステーション例

このステーションでは，学生には臨床のシナリオと診断名が伝えられる。学生には，患者がその薬を服用することの安全性を確認した後，適切な投与量を処方できることが求められる。このステーションによって評価される能力は以下のものを含んでいる。
- コミュニケーションスキル
- 薬を安全に処方することに関連した患者への質問ができる能力
- 薬を処方する間，適切な情報を患者に伝達すること

実際のOSCEセッション前に，学生は，ステーションの課題に出される可能性のある薬のリストを与えられる。学生が必要であれば，参考として使用できるよう英国国民医薬品集をステーションに設置しておく。

学生から患者に与えられる情報には以下のことが含まれていなければならない。
- 患者の病状と処方薬がどのように症状緩和に役立つかに関しての説明
- 薬剤に対する注意や禁忌に関する問診（例えば，妊娠，母乳養育中，肝疾患，服用中の他の薬がある場合など）
- 薬物アレルギーに関する情報
- 服用方法（服用量，服用間隔・期間）
- 薬の副作用の説明

安全な処方と情報の伝達に関するOSCEステーションの課題例（ロンドン・サウス・バンク大学）

学生への説明
患者：グリーン夫人，32歳女性
にきびの診断を受けました。

患者は背中に炎症性のにきびがあり，あなたはテトラサイクリン500mgを1日に2回服薬として2週間分を処方することに決めました。患者に，テトラサイクリンに関して何を知っておく必要があるか説明してください。あなたは，ステーションに置いてある英国国民医薬品集を参照することができます。また，病歴をとる必要はありません。このステーションでは，安全な処方と，患者に医薬情報を伝達する能力について評価されます。課題は5分間です。

表9-1　安全な処方と情報の伝達に関するOSCEの評価基準

評価基準：安全な処方と情報の伝達
適切な自己紹介をする（名前と役割）
患者ににきびがあることを説明する
経口抗生物質がにきびの治療に必要であることを説明する
グリーン夫人が妊娠しているかどうか質問する
グリーン夫人が母乳養育中であるかどうか質問する
妊娠と母乳養育について質問する理由を説明する
他の服用中の薬物についても質問する；特に市販薬，代替医療，使用中の他の薬剤
他の疾患にかかっているかどうか（たとえば肝疾患や腎疾患）について質問する
患者のアレルギーの有無について質問する
テトラサイクリンが抗生物質であることを説明する
1回に1錠を1日2回，14日間飲む必要があることを説明する
牛乳で錠剤を飲まないように助言する
服用にともない吐き気，嘔吐と下痢などの胃部不快感があるかもしれないことを伝える
薬で皮膚に対して発疹などのような反応があるかもしれないことを説明する
薬を服用中，頭痛や視覚障害が出現したならば，すぐに報告するように助言する
服用中の避妊に関して助言する
理路整然としている
はっきりした口調で，専門用語を用いていない
患者の理解度を確認する
患者に質問がないかを確認する
共感と親しみをもって接する

焦点を絞った病歴聴取ステーションの課題例（ロンドン・サウス・バンク大学）

与えられた5分間で，学生は，患者の愁訴に焦点を絞った病歴をとることが求められる。このステーションで，学生が評価する可能性のある一般的な愁訴には，以下の項目がある。

痛み（胸部痛，筋骨格痛），発熱，咳嗽，痒み（瘙痒），頭痛，嘔吐，下痢または便秘

学生への説明

患者：ジャネット・デラ夫人，42歳女性

ジャネット夫人は，あなたのクリニックを受診しました。現在有している愁訴に焦点を絞って病歴聴取をしてください。現在の病気，特に患者が呈した徴候以外の病歴聴取は必要ありません。あなたは，診断や治療管理をする必要はありません。この課題時間は5分です。

ボックス9-1　腰痛を訴える患者のシナリオ

あなたはジャネット・デラ夫人，42歳女性です。フリージャーナリストとして働いています。あなたは結婚しており，子どもはいません。

およそ1週間前，腰部に痛みを感じました。それは，あまりはっきりとしない痛みでした。最初は，痛みはよくなるのではないかと思っていました。しかし，実際に痛みは悪化し，現在では一日中痛むようになっています。痛みのため，毎朝行っている定期的な運動をこの2日間することができませんでした。

痛みは一日中感じています。前かがみに座っていた後，痛みは増強します。痛みのために前方へかがむことを避け始めましたが，痛みによって普段の呼吸への影響は受けていません。

あなたは，痛みのために市販の鎮痛薬を服用しました。以前，鎮痛薬の服用が必要だった際に，痛みが一日中消失したことがありました。現在は，1日6錠の鎮痛薬の服用で痛みは軽減しますが，取り去ることはできていません。この3日間，痛みのために眠ることができませんでした。痛みは，10段階のスケールのうち7です。

放散痛はありません。他の徴候もありません。痛みの原因となるような損傷はありません。あなたは，アルコールは飲まず，10代から1日に約10本のタバコを吸っています。最近の体重変化は認識していません。該当する既往歴もなく，定期的な薬剤の処方もなく，アレルギーもありません。

表9-2　背部痛の関連診断に焦点を絞った病歴聴取のOSCEの評価基準

評価基準：焦点を絞った病歴聴取
適切な自己紹介をする（名前と役割）
痛みの誘発因子（前屈姿勢や同一姿勢）について質問する
緩和因子（アセトアミノフェン）について質問する
痛みの質（はっきりとしない）について質問する
痛みの放散（なし）について質問する
痛みの程度について質問する（数値スケール，または痛みによる日常生活に対する影響に関して尋ねる）
痛みの部位について質問する
痛みの時間（持続時間とタイミング）について質問する
よいコミュニケーションスキルを実践できている
明確で構造化された病歴聴取を行えている
患者の思いを引き出せるようなオープンクエスチョンで質問する
患者が話しやすいように配慮する

診断や治療管理に関連づけた病歴聴取の一般的な基準（ロンドン・サウス・バンク大学）

ここでは，学生が試験されたいと思うシステムを選ぶことができる。これは，学生の学習意欲を満たし，彼らが働く実践現場を反映するように設計されている。学生は以下の範囲からシステムを選ぶことができる。

皮膚科，小児科，胃腸系，性生殖器，呼吸器系，心血管系，筋骨格系

学生は，以下のことに関して評価を受ける。
- コミュニケーションスキル
- 患者から詳細で構造化された病歴を聴取する能力
- 適切な診断／鑑別診断をできる能力
- 適切な治療管理アドバイスを患者に提供できる能力

管理アドバイスは，以下を含む。
- 診断の説明
- 食事や生活習慣へのアドバイスあるいは改善の指導
- 処方され得る薬または処方後の経過観察の計画（治療管理計画書やその照会などを含む）
- 安全策
- 経過観察計画

診断や治療管理に関連づけた病歴聴取の課題例（ロンドン・サウス・バンク大学）

学生への説明

患者：パットフィールド氏，40歳男性

2日間にわたり下痢と嘔吐があり，あなたの軽度疾患クリニック（処方権をもつ看護師によって行われるクリニック）を訪れました。あなたが会うのはこれが初めてです。

10分間で，病歴をとり鑑別診断をして，短い管理アドバイスを提供してください。終了3分前に合図が伝えられます。もしまだ管理に関するアドバイスができていなかったら，合図の時点で管理に関するアドバイスを始めてください。

表9-3 下痢に焦点を絞った病歴聴取ステーション課題のOSCEの評価基準

評価基準：診断や治療管理に関連づけた病歴聴取
自己紹介（名前と役割）する
良いコミュニケーションスキルを実践できている
明確で構造化された病歴聴取を行う
オープンクエスチョンで質問する
下痢の始まった時期に関して質問する
嘔吐の始まった時期に関して質問する
現在の排便の頻度を質問する
便の固さを質問する
血液が便に混在しているかどうか質問する
粘液が便に混在しているかどうか質問する
腹部に痛みがあるかどうか質問する
患者が腹部膨満や鼓腸を感じているか質問する
泌尿器症状があるかどうか質問する
体重の変化があったかどうか質問する
食欲または水分摂取が減ったか質問する
既往歴を質問する
他に家族のメンバーに同様の症状はないか質問する
海外旅行歴について質問する
職業を質問する
アレルギーの有無を質問する
最終の月経期間を質問する
妊娠の可能性を質問する
処方薬があるか質問する
市販薬の服用があるか質問する
漢方薬の服用があるか質問する
胃腸炎の可能性について説明する
自己限定性疾患をもっているか質問する（平均5日間で自然治癒）
水分摂取量を増やすように説明する
経口補水液の飲用が役に立つこと，しかし，たいてい合併症のない症例には不要であることを説明する
必要に応じて少量の食物をとると吐き気が抑えられることを説明する
患者へロペラミド（ロペミン®）を購入するように提案する
必要に応じてパラセタモール500mg 2錠を服用するように提案する
すべての家族メンバーに手洗いの励行を提案する
改善しない場合や，症状が悪化してくる場合の安全策を提案する
学生は，患者が話しやすいように配慮できている

医師以外による処方のOSCEステーション課題における注意事項

　医師以外による処方のOSCEステーションによっては，病歴を聴取するうえで重要であると考えられている評価上のポイントを，あらかじめ明らかにしていることがある。これらの評価上のポイントの一部は，患者の安全性に関連していることがあり，そうしたポ

イントにつき聴取ができていない場合は，ステーション課題の不合格につながる。例えば，トリメトプリムを処方しようとする学生が，妊娠の可能性に関する質問をしなかった場合は，注意事項を無視したと判断することができる。

医師以外による処方のOSCEにおける実践環境

　医師以外による処方のコースの学生は多様（看護の多様な修業過程と専門性，薬剤師と同類の医療専門職）であるために，学生が受験するOSCEステーション課題が多様な学生の職種能力に合っていることを保証するのは，OSCE作成者や大学にとっては難しい取り組みである。学生の専門が多様であるロンドン・サウス・バンク大学では，病歴聴取と診断と管理に関連した生理学系の基礎につき，学生に選択できる機会を与えることで課題内容を管理している。しかし，この多様な選択肢があることで，OSCE進行の設計や試験の誘導，そしてそれに続くOSCEセッションなどに明らかな物的問題を生んでいる。

　大学によっては，この多様な専門性に対処する最良の方法は，実践環境で学生を評価するアプローチであると感じている。このアプローチのもう1つの長所は，学生にとって親しみのある状況で評価することで，学生のストレスと不安を減少させるかもしれないということである。したがって，現在多くの大学は，実践を想定した状況で医師以外による処方OSCEを実施している。

　一般的に，これらの実践で行われる医師以外による処方のOSCEは，医学部学生の指導者である指定医師によって実施されている。同意の得られた患者との実際のコンサルテーション場面がOSCEに使用され，その大部分は学生の臨床実習の最後に実施されている。個々の大学のプロトコルによっては，実践でのケースアセスメントの最中に，アカデミックチーム（OSCEのために事前に選ばれた学内・学外の評価者で形成されたチーム）のメンバーがいる場合もあればいないこともある。

実践環境におけるOSCEの学生の準備

　実践で行われるOSCEを確実に成功するために，学生は以下を実施しなければならない。
- 評価の必要条件を熟知している
- 主問題に応じて適切に患者を選択する
- 患者は試験に参加することに同意をしている
- 指定医師も，評価の必要条件を理解している

　複雑な病歴または複雑な愁訴が存在する可能性のある患者を選択することは，おそらく

得策ではない。これは，学生が処方能力を示すことを阻害する可能性があるからである。例えば，あなたが一次医療で働いているならば，急性で単純な膀胱炎症状のある若い女性のような適切な患者の選択によっては，困難なく処方能力を示すことができる。

実践で行われるOSCEの開始前に，指定医師は関連の評価書類が手元にあり，自身が確実に処方基準を認識していることを確認しなければいけない。また，指定医師が正常に評価を完了するためには，事前に集まる必要がある。

医師以外による処方のOSCEのサマリー

医師以外による処方のOSCEは，高度臨床実践の教育評価において発展中の分野である。医師以外による処方プログラムを提供している多くの大学とそれらのプログラムで学んでいる学生は多様であるために，学生とスタッフに特定能力の要件に応用できる助言を提供することが難しい。しかし，医師以外による処方のOSCEの評価と実現のためには，処方業務に対する国の法令基準を常にOSCEに反映させていなければならない。看護師・助産師協会[6]や英国薬学会[7]によって作成されたこれらの基準は，医師以外による処方のOSCEが計画，準備，改訂される際には，アカデミックチームと学生の双方によって共有されなければならない。

引用文献

1) Department of Health and Social Security. *Neighbourhood Nursing: a focus for care*. London: HMSO; 1986.
2) Department of Health and Social Security. *Medicinal Products: Prescription by Nurses Act*. London: HMSO; 1992.
3) Department of Health. *Health and Social Care Act*. London: HMSO; 2001.
4) Nursing and Midwifery Council. *Standards of Proficiency for Nurse and Midwife Prescribers*. London: Nursing and Midwifery Council; 2006.
5) Nursing and Midwifery Council, op. cit.
6) Nursing and Midwifery Council, op. cit.
7) Royal Pharmaceutical Society of Great Britain. *Curriculum for the Education and Training of Pharmacist Supplementary Prescribers to become Independent Prescribers*. London: Royal Pharmaceutical Society of Great Britain; 2006.

参考文献

Franklin P. OSCEs as a means of assessment for the practice of nurse prescribing. *Nurse Prescribing*. 2005; 3(1): 14-23.
McGavock H. *How Drugs Work*. 2nd ed. Oxford: Radcliffe Publishing; 2005.
McGavock H, Johnston D. *Treating Common Diseases*. Oxford: Radcliffe Publishing; 2007.

10 OSCEの評価

　この結びの章では，OSCE過程の最終である評価について考える。OSCEステーションでの公正で一貫した評価は，学生に対して平等な評価を保証するために重要である。そのためには，OSCEにおける評価と採点の相違を明らかにすることが有用であると考える。OSCEの評価は，教育スタッフおよび選ばれた学外評価者によってOSCEセッション後に実施される。一方で，OSCEの採点は，OSCEのセッション中にOSCE評価者によって同時進行で行われる過程である。OSCEの採点においては，評価者は個々のOSCEステーションの評価基準に従う。しかし，評価者は必ずしも学生の実技の最終評価をする必要はない。対照的にOSCE評価では，アカデミックチーム（OSCEのために事前に選ばれた学内・学外の評価者で形成されたチーム）は，実技の最終的な評価を行うために前もって作成していたOSCE採点を使用して，総合的な観点から学生のOSCE実技を評価する。この評価プロセスは，OSCEセッションの最後に開催される会議のなかで，評価者や患者からのコメントをもらうことも含んでいる。OSCEの採点とその後の評価にはいくつかの異なる方法がある。この章では，最初にOSCE採点について考え，そしてOSCEの評価と合格／不合格点と配点割合の区分について検討する。最後に，OSCEの採点と評価に関して，より定量的な方法を用いることについて議論する。

OSCEステーションの採点

　OSCEのなかで用いられる採点ツールは，試験の妥当性と信頼性に関連する不可欠な部分である。OSCE採点の単純な方法は，評価者が「実施された」「実施されなかった」あるいは「省略された」の項目にマークをつける基準のチェックリストを作成することである。この種のOSCE採点は，「評定基準」ツールと呼ばれることもある。しかし，評定基準は非常に単純で，評価者は，実技が上手に実施できた学生に，評価者の意見では単位を与えることを認めないことが議論となるかもしれない。この批判に対して，学生の実技

を「ボーダーライン」「可」「良い成績で可」「優れた成績で可」というような分類により，評価者が判定できる全般評価のOSCE採点を取り入れてきた大学もある。しかし，OSCEはその名前で示唆されているように，客観的な評価としてデザインされているため，全般評価を用いて学生のOSCE実技を採点し評定する際は，評価者に潜在する主観的な見解がOSCEの信頼性と妥当性に影響するかもしれない。評価者として，学生の筆記試験を採点しているときは，学生の外見や態度など無関係な要因によって影響される可能性はある。これまでの経験では，評価者の採点に関与するこれらの無関係な変数の影響は，単純な3部構成の評定基準ツールの使用により減らすことができる。ロンドン・サウス・バンク大学での，評定基準ツールは以下のとおりである。

- 実施された（正確に）
- 正確に実施されなかった（試みた，しかしスキルは正確ではない，あるいは与えられた情報は正確ではない）
- 省略された（試みなかった，あるいは言及しなかった）

評価者には，各基準に関して学生が正確に実施したかどうかについて，OSCE実施時に観察したり聞いたりして，「実施された」と評価できるように助言する。OSCE採点における模擬患者の役割は，評価者をサポートし，実技が正確に行われたかどうかに関してフィードバックすることである。例えば，学生が患者の外耳道を診察する場合，患者の痛みを引き起こせば，これは「正確に実施されなかった」として評価する。しかし，評価者が「正確に実施されなかった」と評価した理由は，評価者のコメント欄で述べられなければいけない。学生は，スキルは正確であったと思い込んでいるかもしれないので，なぜ「正確に実施されなかった」と評価されたかについて学生自身が理解できるよう，コメントを残すようにしている。また，学生はその後，評価者の採点に異議を申し立てることもできる。

評価基準にそって正確に評価を書き入れることは評価者の責任である。
- すべての項目が評価されていて，基準にはずれがないことを確認する
- 評価のマークシートは完了していて，ステーションで実施したすべての学生について一貫した評価のもとに実施したことを確認する
- 評価者のコメントは，専門的で中立的な判断を反映するものとして，感情的でない建設的・適切・重要なものとする

OSCEステーションでの評価

OSCEセッションが終了し，個々の試験答案用紙のすべてが評価者によって採点され，OSCEコーディネーターによって念入りに確認されたら，評価過程を開始できる。もしOSCEセッションが一日中続いていれば，多くの場合，評価には翌日から取りかかる。

10 OSCEの評価

　またもう1つの方法としては，セッションが午前中に行われる場合，午後に続けて評価に取りかかることができる。OSCEステーションの評価は，通常，事前に選ばれたOSCE学外評価者の支援で形成されたアカデミックチームのメンバーによって運営される。アカデミックチームメンバーは試験答案用紙が採点されるまでOSCEセッションを，批判的に観察している必要がある。学外評価者は，各学生の実技審査に参加するため，また評価の過程が客観的で透明性と一貫性があることを保証するために要請されている。それぞれのステーションは個別に検討され，集められたアカデミックチームメンバーは，学生は合格であるのか，各ステーションで再検討されるのかどうかに関して最終決断を行う。各学生のOSCEセッションの総合的な分析結果は，回収し，そして，次回の大学試験委員会で検討項目として検討される。

　OSCEステーションの数に応じて，アカデミックチームメンバーは，採点の審査と確認のためにステーション各所に配置される。この審査の目的は，学生がステーション合格に必要な能力の基準および安全基準に到達しているかどうかを確認することである。
　OSCEセッションの合格に値する学生の実技能力，および安全性を識別する迅速で効果的な方法は，重要基準として評価基準をカテゴリー化することである。そして，それらは加点としてOSCEステーションに合格するためにクリアしなければならない。これらの重要な基準は，注意事項に関連づけて考えることができる。

　仮に特定のOSCEステーションで使用するシナリオに注意事項の基準を含めている場合は，必要な評価基準として評価に反映する必要がある。注意事項は患者の安全性を保つために使用される。したがって，重要な評価基準を作成する場合，学生は，ステーションでその他の基準については評価基準に達していても，注意事項について質問しないというOSCE結果に関しても対応を準備することが必要かもしれない。評価過程における実用的な観点に立って述べると，重要な基準と学生の筆記試験に関連した採点は，蛍光ペンで関連基準を強調表示することによってアカデミックチームメンバーで容易に識別することができる。これらの基準の予備的知識は，評価者のステーションでの採点に偏見をもたらすかもしれないので，アカデミックチームメンバーだけが個々のステーションの重要な評価基準を知ることが有用であると，私たちは経験上学んでいる。それらは，当然のことながら，他の基準や学生の総合的実技の評価の提供を犠牲にして，より重要な基準に焦点を当てるということである。

　以下に，腹痛のある成人女性の排尿障害の病歴聴取ステーションでの評価基準例を提示する。重要な評価基準は*（上付きの＊印）の強調表示で示す。
　この事例では，学生はステーションに合格するために，重要と特定されたすべての評価基準で「実施された」を獲得する必要がある。
　これは，ステーションに合格するための最低条件である。

表10-1 病歴聴取のOSCEステーションで強調された重要な評価基準*
（上付きの＊印で強調して示す）

評価基準は重要な基準を示す	正確に実施された	正確に実施されなかった	省略された

患者への全般的なアプローチ：
自己紹介，温かさおよび共感
全体を通して思いやりと適切なコミュニケーションスキルを実証する
オープンクエスチョンで質問する
*患者の示す病状（腹痛と排尿困難）の原因を明らかにする

OPQRSTの枠組みを用いた症状分析
*他の症状に関して質問する
- 頻度
- 緊急性
- 夜間多尿
- 異常な腟の分泌物
- 腟/外陰の炎症，斑点あるいは痛み

*以下のように誘発因子について質問する：
 *頻尿に伴う腹痛の増強
以下のように腹痛の性質/量について質問する：間欠的な痛み
緩和因子について質問する
- 腹痛
- パラセタモールによる一時的な軽減

部位/放散について質問する：恥骨上の腹痛，腰背部痛なし
*患者が，過去に同様の問題があったかどうか再発に関して質問する
その問題の重症度に関して質問する：腹痛/排尿困難の重症度，生活への影響（例えば仕事を休む）などを評価するために，ペインスケールを使用する
*時間に関して質問する：どれくらい前に腹痛が始まったか，排尿困難の期間，他の尿路系症状の持続期間

注意事項 *要注意症状について質問する
- *吐き気および嘔吐
- *血尿
- *発熱
- *妊娠の可能性と最終月経
- 腹部や背部外傷の既往歴
- 体重減少

（つづく）

評価基準は重要な基準を示す	正確に実施された	正確に実施されなかった	省略された
患者について以下のことを質問する ・生活習慣 ・運動 ・職業 ・旅行歴			
患者に以下のことに関して質問する ・*既往症 ・膀胱炎のような過去に経験した腹部に関する既往歴 ・*薬剤の使用の経験			
いずれかの市販薬が試みられていた場合は，その効果について確認する			
*アレルギーについて質問する			
患者がタバコを吸うか，これまでにタバコを吸っていたかどうか質問する			
患者の1週間のアルコール摂取量について質問する			
以下のように患者の性的な健康歴について質問する： ・現在配偶者がいますか ・新たな性的接触をしていますか ・最後に受けた性健康診断検査はいつでしたか			
何を問題として患者が認知しているのか探る			
その問題をどうしたいのか患者に尋ねる			
焦点を絞った病歴聴取の体系的アプローチを実証する			

OSCEの及第点

　OSCEの及第点に関しては，検討の余地があるとともに学術的な議論の要素である。学部レベルでは標準的に40％を及第点として，修士レベルでは50％とするか議論されている。しかし，どこまでの到達度を評価することが臨床能力であり，学術的なレベルに達していないとするのかなど，OSCEにはパーセンテージによる点数化は適用できないとする主張がある。

　大学によっては，OSCEの合格／不合格の評価を選ぶ。ロンドン・サウス・バンク大学は，この方法が最も現実的に臨床の能力を反映すると信じ，合格／不合格評価の使用を選んでいる。しかし，その他の大学では，筆記試験または小論文で用いられるように，パーセンテージにOSCE得点を変換することを選んでいる。OSCEのパーセンテージ評価と筆記によるアセスメントのパーセンテージ評価との違いは，通常は，OSCEの合格のし

きい値にあり，例えば合格ラインが70％のようにより高いレベルに上がることがある。しかし，学生が自分の臨床実技で70％相当の能力を有しているか疑問に思うことがある。これはわかりやすい評価の方法とは考えないため，私たちは，OSCEのなかで実証された臨床能力をより正確に評価できると思われる重要な基準を明らかにし，単純な合格/不合格評価の枠組みを使用することを選んでいる。

　大学院教育者のなかには，一般的な学術単位の修得と同時に全体的なレベル分類に寄与することが可能であることから，学生の臨床能力はパーセンテージ評価によって実証できると信じている人がいる。しかし，OSCEのパーセンテージ評価採点は，評価として書面に書かれた採点項目の質の悪さ（できていない項目）を隠す可能性がある一方で，70％と前述したように，合格のラインが比較的高いレベルに置かれ，そのような高い評価は，学生のレベル分けを人為的に上げる歪みの一因となる。

　OSCEの合格/不合格基準の適用は学術的な達成と関係していて，分離して使用する必要はない。この関係は，学生が高度実践看護プログラム中の学術単位の1つを修了するために必要と認定されたOSCEセッションに結びつけることで開発することができる。これは，学生がもしOSCEに不合格であった場合，関連する単位の評価は，最低の及第点は40％（学部生）または，50％（大学院生）とすることができる。この単位とOSCEの結びつきは，人工的な成績のかさ上げではなく，OSCEの合格が単位取得になる一方で，OSCEの標準以下の成績は，学術的単位取得にならないことを意味している。

OSCE得点をパーセンテージ評価に変換すること

　例として，23の異なる基準を備えたステーションで，学生は23問中18問を正確に解答するかもしれない。計算には，以下のパーセンテージ計算式を用いた。

$18 \div 23 = 0.782608$
$0.782608 \times 100 = 78.260$（結果に応じて四捨五入）
このステーションの得点割合は78％となる。

　及第評価の全体的な割合は，OSCEの実施前に決定しなければいけない。及第点には，学生のすべての試験の総合的な割合を算出する。それにより，OSCEステーションのうちの高い得点と低い得点とを相殺することが可能となる。例えば，5つの異なるOSCEステーションからなるOSCEの場合，5つの合計された割合が平均パーセンテージとして学生の全体的な評価になる。もし，及第点が70％ならば，学生はいくつかのステーションでは70％以下の得点で他では70％以上の場合でも，全体の平均が70％以上であれば，OSCEに合格することができる。しかし，この種のパーセンテージ評価の利用は，全体

的な割合採点システムにより学生の乏しい実技の一面を覆い隠すことになる。つまり，学生は注意事項に関する重要な基準に到達することは，必ずしも必要でないことを意味してしまう。

　この状況を改善するために，大学によっては，負の評価を組み合わせたOSCEのパーセンテージ評価を用いている。この評価では，重要な注意事項の基準が不正確に実施されたり，省略された場合は（あらかじめ決められた減点の評価によって）マイナス点で評価し，パーセンテージ評価の全体的な減算につながっており，現実的に学生の実技を反映していることになる。

OSCEセッションで合格すべきOSCEステーション数

　ロンドン・サウス・バンク大学では，最終年には10のステーションからなるOSCEを実施し，学生は，OSCEに合格するために10のステーションのうちの9つのステーションに合格しなければならない。学生が3つ以上のステーションに落第点を取れば，その学生は次の学年で，すべてのOSCEセッションを再度受けなければならない。もし学生が10のステーションのうちの8つのステーションしか合格できなかった場合，その学生は不合格となり，大学試験委員会によって決定された日に，同様のタイプのステーション（まったく同じではない似たもの）を再び受験する必要がある。

　初年度の入門OSCEは，試験にただ合格するということではなく，焦点は学生のOSCEのスキルを建設的に伸ばすための形成的評価の提示にある。もう1つの方法として，入門OSCEは累積的評価として，OSCEの不合格という学生の不安を軽くするため，学生には別のOSCE参加の機会が与えられるだけでなく，学生が不合格となったステーションでの同じ課題内容やそのステーションだけを繰り返す場合もあるかもしれない。事実，入門OSCE再試験は，簡単に合格できるように設定されており，学生が近い将来のOSCEについて，より楽に感じるよう手助けになるものである。

採点と評価にOSCEステーションの映像を利用

　一部の大学では，事前に定義した評価基準にそって，アカデミックチームメンバーが直接採点し評価するために，客観的にOSCEステーションを評価できる映像による評価方式を採用している。

　この方法では，学生のOSCEステーションの演技は録画撮影され，いったん全体のOSCEセッションの録画撮影が完了した時点で，採点し評価される。この方法の利点は，仮に評価者が，学生が質問したかあるいは手順を確認したかどうか確信がもてない際に

は，再び録画撮影を見ることができるということである。欠点は，学生が背中をカメラに向けている可能性があるので，試験中のすべてのスキルをカメラで拾い上げられないかもしれないことである。また，模擬患者は必ずしも評価者へどんな不快感もフィードバックできるとは限らず，OSCE採点が同時に行われないため，試験の後に（不快であった内容などを）思い出すことがあることである。

OSCE採点と評価に定量的方法を使用

より明確である定量的方法は，OSCE評価に用いることができる。特にこの方法は，学生をぎりぎりで合格させるかOSCEの不合格候補とするかといった評価の判断に役立つ。このボーダーライン手法では，評価者によってボーダーラインとして分類された全学生のステーション平均得点を計算して及第点とし，試験後に確定される。この平均評価点はOSCEステーションの及第点として使用される[1]。

一部の大学では，OSCEの標準化のために，修正版のボーダーライン手法を採用している。修正版のボーダーラインでは，ボーダーライン手法に加え，各OSCEステーションでの平均ボーダーライン点を算出し，すべての試験の及第点は各ステーションの及第点と平均を合計して計算している。

医師以外による処方のOSCEを実施するロンドン・サウス・バンク大学では，OSCEの標準化のためにボーダーライン手法を用いている。各OSCEマークシートの下部には，評価者の客観的な評価に基づいて学生に提示する必要のある総合評価が配置されている。評価者は，明瞭な合格（承認可能），明瞭な不合格（不承認）あるいはボーダーラインのどれかとして学生を評価する。総合評価に関して評価者間の差異を最小限に抑えるために，境界点（注意事項に関する重要な基準に類似する）を明らかにし，OSCEマークシート上に事前指示ポイントとして提示する。これらは，例えば，「処方前にアレルギーの有無について質問する」などのように，学生が安全な処方を行うために網羅しなければならないマークシート上の一般的な要点のことである。学生が境界点のために試験に不合格であった場合，もしくは，評価者の客観的判断では，明らかな合格および明らかな不合格のどちらの判断もできない場合は，評価者には，ボーダーラインあるいはC（要検討）として学生を評価するように依頼する。

OSCEセッションに続いて，ボーダーラインの学生の成績表はすべて各ステーションに集められる。OSCEステーションのグループ全体の及第点は，そのステーションのボーダーラインであった全学生の平均点から計算される。

具体例として，表10-2中の成績表を検討してみよう。マークシート上の可能な最高点

は合計で13点である。

マークシートの下に評価者用の記入欄として，A（承認可能/合格），C（要検討/ボーダーライン），あるいはU（不承認/不合格）の候補者としての学生の全体的な評価を提示する欄がある。

100人の学生がステーションを受験し，評価者が10人の学生をボーダーラインと評価したと仮定する。

ボーダーラインの学生が獲得した得点は，表10-3に示す。

ボーダーラインの学生の平均値は10点である。

したがって，このステーションの及第点は成績表の得点上で13点のうちの10点となる。

表10-2　定量的なOSCEスタイルの採点方式

適切な自己紹介をする（名前と役割）（各々1点）	2	1	0
主な徴候に関して質問する			
誘発因子（前屈，同じ姿勢）に関して質問する		1	0
痛み（曖昧）の質		1	0
緩和因子（パラセタモール）に関して質問する		1	0
放散痛に関して質問する		1	0
重症度に関して質問する（数字目盛で尋ねるか，苦痛による日常生活への影響に関して尋ねる）		1	0
苦痛の部位に関して質問する		1	0
苦痛時間（持続とタイミング）について質問する		1	0
一般			
よいコミュニケーションスキルを実践できている		1	0
明確で構造化された問診を行えている		1	0
オープンクエスチョンで質問をする		1	0
患者が話しやすいように誘導できる（患者がコメントする）		1	0
総合評価（承認可能，要検討，不承認）	A	C	U

表10-3　「ボーダーライン」と評価された学生の獲得点

	マークシート得点
学生1	10
学生2	11
学生3	11
学生4	9
学生5	12
学生6	10
学生7	10
学生8	10
学生9	9
学生10	8
総得点	100
平均得点（総得点/10)	10

OSCE評定基準カテゴリーの列挙

　仮に修正版OSCE評価枠組みの使用が評価に要求される場合は，152ページで前述したOSCE採点カテゴリーである「正確に実施された」「正確に実施されなかった」「省略された」を同様に定量的スタイルに変換することも可能である。
　このさらに進んだ定量的スタイルの詳細を作成するために，カテゴリーを列挙するべきである。学生のOSCE実技に対して以下のような量的次元を追加する。
- 正確に実施された（2点）
- 正確に実施されなかった（1点）
- 全く実施されなかった/省略された（0点）

　上記の具体例では，正確に実施されたは「承認可能」に，正確に実施されなかったは「要検討」に，そして省略されたは「不承認」に相当する。
　一度列挙したら，OSCE得点のカテゴリーは，OSCE標準設定のために上記で議論されたボーダーライン手法として定量化することができる。

OSCEの評価のサマリー

　OSCEの採点および評価に関して標準化された方法はない。各方法には長所と短所の両方がある。しかし，評価の過程は科学的根拠に基づいて，現実的で，かつ透明で，妥当な結果を生み出すことが重要である。
　OSCE採点と評価のために利用される方法の究極の目的は，高度臨床実践の能力の実証に一様に報いるために，学生のOSCE実技に対して一貫した平等な評価を実施することである。

引用文献

1) Wilkinson T, Newble D, Frampton C. Standard setting in an objective structured clinical examination: use of global ratings of borderline performance to determine the passing score. *Med Educ*. 2001; 35(11): 1043-9.

索引

＊太数字は当該用語が詳述されているページを示す。

Index

欧文索引

C

COPD　　　　　　　　33, 34, 69, 109

M

MMSE　　　　　　　　48, 94

O

OPQRSTU　　　　　　27, 43, 53, 58
OSCA　　　　　　　　**129**
OSCE
　――コーディネーター　4, 11, 17, 18, 20
　質疑応答型――　　　**107**
　――準備ワークショップ　**15**
　――ステーション　　1, **8**, 10, **13**, 17, 19, 21, 117, 151, 157
　――セッション　　　1, **17**, 20, 151, 157

数字

10段階の評価尺度　　　28

和文索引

あ

アカデミックチーム　　13, 151, 153, 157
足首　　　　　　　　　47, 48
アセスメント　　　　　25, 50, 130
頭　　　　　　　　　　64
圧痛　　　　　　　　　37
アトピー　　　　　　　34
アナフィラキシー　　　30
アルコール　　　　　　**32**, 59, 122
アレルギー　　　　　　**30**, 34, 36, 41, 54, 57, 58, 59, 107, 127

い

息切れ　　　　　　　　33, 44, **46**, 56, 62, 70
胃－食道　　　　　　　41
痛み　　　　　　　　　**28**, 35, 38, 40, 42, 45, 48, 51, 54, 56, 62, 64, 70, 74, 81, 84, 89
一過性脳虚血発作　　　48, 93
遺伝性疾患　　　　　　30
飲酒　　　　　　　　　**32**, 34, 41, 45, 128

う

うつ病　　　　　　　　**117**
腕　　　　　　　　　　82, 85
運動・身体活動　　　　**32**, 34

え

会陰部　　　　　　　　52
腋窩　　　　　　　　　37
嚥下　　　　　　　　　36, 37, 41

お

嘔吐　　　　　　　　　33, 40, 42, 56, 104
オープンクエスチョン　**26**

か

外耳炎　　　　　　　　65
外傷　　　　　　　　　50, 52
疥癬　　　　　　　　　55
下気道感染　　　　　　69
下肢　　　　　　　　　48, 52, 71, 82

風邪	36		107, 113
家族歴	**30**, 34, 39, 45, 49, 59	胸部	62, 63, 64, **67**, 85
肩	50, **52**, 84	筋骨格系	45, **50**, 53, 80, **84**, 89
下腿	48		
喀血	33, 34		

		く	
かゆみ	30, 54		
眼窩	38	くしゃみ	45
肝機能検査	123	薬の使用状況	**30**
肝機能障害	122	口	62, **64**
眼瞼下垂	94	首	49, 52, 56, 64, 67, 81
看護処方者	1, 141, 142		
眼振	95	クラミジア検査	124

		け	
関節	51		
関節炎	50	警告症状	**33**
乾癬	54	頸静脈	71
感染（症）	32, 34, 69, 79	頸静脈圧	63
肝臓	75, 76	頸椎	81
鑑別診断	25, 31	頸動脈	72
漢方薬	30, 34	頸部	37, 49, 66, **80**, 85
顔面蒼白	62		
		結核	33
		血管性浮腫	108

き			
既往歴	**29**, **32**, 33, 39, 44, 59	月経	33, 41, 44, 53, 59
起坐呼吸	47	結節	37
喫煙	**31**, 34, 41, 45, 59, 70, 109, 121, 126, 128	血流音	63
		解熱薬	34, 56
受動──	32	下痢	41, **42**, 56, 104
客観的臨床能力評価（OSCA）	**129**	腱鞘炎	50
嗅覚	36	検診	33, 59
救急	107, 108		

		こ	
急性腹症	74		
及第点	**155**, 156, 158	睾丸	40
胸水	69	高血圧	45, 125, 126
胸痛	33, 44, 46, 53,		

Index

高脂血症	45, 121
甲状腺	37
高度実践看護	1, **3**, 14, 21
股関節	53
呼吸	
——音	63
——器	33, 34, 45, 47, 51, 56, **67**
——困難	33, **46**, 108
骨盤	32, 41, 53, **78**
子ども（小児）	29, 34, **55**, 57, **103**, 107
鼓膜	66
コミュニケーションスキル	**10**, 117
コレステロール値	121
コンタクトレンズ	39
コンプライアンス	34, 47

さ

採点	**151**, 156, 158
酸素飽和度	68

し

視覚	38, 49
子宮	33, 125
——頸部	79
自己紹介	**26**
しこり	37
視診	**62**
持続期間	27, 34
舌	64
歯痛	36
失見当識	48
失神	46
湿疹	54
紫斑	54

市販薬	30, 34, 39, 52
視野	38
社会的状況	**31**
社会的背景	30, 34
充血	38
重症度	**28**
腫脹	37, 51, 62, 66
腫瘤	62
循環器	**44**, 46, 51, 64
消化不良	40
上気道感染（症）	35, 57
上肢	81
症状	
関連した——	**29**
気になる——	**29**
——の程度	**28**
小児（子ども）	29, 34, **55**, 57, **103**, 107
情報伝達	**120**, 143
職業	**31**
触診	63
食欲	41, 42
処方	141, 144, 148, 158
処方薬	30, 34, 39
心音	63
心筋梗塞	114
神経	**93**
神経系	**48**
心血管系	**44**
心疾患	30
心臓	43, 64, **70**, 107
腎臓	76
心臓病	45
心臓発作	30
診断推論	130

163

信頼性	**4**, 21, 151	打撲	51
		痰	34

す

水疱	54
髄膜炎	56, 107
睡眠	34, 40, 42, 47
頭痛	48, **49**, 56, 93, 103
ストレス	31, 46, 50
スポーツ	**32**

せ

性	**33**, 41, 44, 107, 124
生活習慣（病）	29, **31**, 34, 43, 45
性感染症	41, 124
生殖器	33, 41, 44
咳	**33**, 34, 44, 45, 47, 56, 62, **67**
ぜんそく	34, 63, 68, 111
喘鳴	47, 56, 63, 68

そ

早産	33
鼠径部	37

た

体重減少	33, 34, 41, 42, 44
代替療法	28, 34
打診	63
妥当性	3, 21, 151
内容――	4
表面――	4, 117
タバコ	**31**, 57

ち

腟	40, 43, 74, 78, 124
注意事項	**33**, 34, 37, 41, 42, 44, 49, 52, 54, 56, 58, 105, 153, 157
中耳炎	65
中心静脈圧	72
中絶	33
中毒	58
聴診	**63**
腸蠕動音	63
聴力	35
直腸	41
鎮痛薬	28, 35, 37, 46, 52

て

点状出血	54

と

動悸	44, 46, 70
頭頸部	66
瞳孔反射	63
糖尿病	30, 45, 109, 121
頭部外傷	48
投薬歴	**30**
渡航歴（旅行歴）	**32**, 41, 42, 56
ドラッグ（娯楽薬）	**32**, 34, 36, 43, 46, 50, 55, 59, 128

Index

な

ナースプラクティショナー　1, 3, 8, 21, 25, 56, 103, 129

に

尿意切迫　40, 52
尿路　32
　――感染　52
妊娠　32, 41, 44, 53, 59
認知機能　48, 94

ね

寝汗　34, 37

の

脳神経　94
脳卒中　48, 126
喉　**35**, 56, **64**

は

歯　64
パーキンソン病　98
パートナー　31, 33, 41, 44, 59, 124
肺炎　33, 69
肺癌　33
配偶者　31
バイタルサイン　3, 64, 68, 74, 78
排尿　40, 47, 52, 56
排尿困難　40
背部　51, **80**
背部痛　62
排便　41, 42, 52, 56

歯茎　36
発熱　33, 34, 37, 56, 58, 104
鼻　**35**, 56, **64**
パフォーマンス　4, 15, 19

ひ

膝　50, **53**, 62, **89**
脾臓　76
泌尿器　43, 56, 74
避妊　32, 49, 55
皮膚
　――感染症　127
　――疾患　**54**
　――色　44, 48
評価　**151**, 152, 156, 158
評価基準　14, 153
病歴聴取　1, 2, **9**, 25, 27, 29, **58**, 61, 103, 130, 131, 144, 146, 148
貧血　45
頻尿　40, 52

ふ

部位　**28**
フィードバック　**9**, 18, 20, 152
フィジカルイグザミネーション　1, 2, 8, **9**, 19, **61**, 110, 130, 134
副作用　30
複視　38
腹痛　40, 42, 56
副鼻腔　36
腹部　32, **40**, 53, 56, 63, 64, 74, 78
婦人科　**32**

Index

へ

ペインスケール	35, 37, 38, 40, 43, 49, 51
ヘルニア	77, 82
片頭痛	49
便秘	41

ほ

放散	35, 45, 49, 82
ボーダーライン	152, 158
ポストグラデュエート・ディプロマ	129
発疹	30, 56, 62, 104
発赤	62, 66

ま

末梢血管（系）	**48**, 70
麻痺	49
慢性閉塞性肺疾患（COPD）	33, 34, 69, 109

み

味覚	36
耳	35, 56, **64**

む

むくみ	44

め

眼	**38**, 62
迷走神経	66
眼鏡	39
めまい	35, 36, 48
免疫力	58

も

模擬患者	63

や

夜間頻尿	40

よ

要注意症状	**33**
腰痛	**51**, 80, 82
腰背部	50
予防接種	32, 34, 57, 58

り

流産	33
緑内障	39
旅行歴（渡航歴）	32, 41, 42, 56
臨床（的）推論	2, 109, 135
臨床スキル	1, 2, 130
臨床能力	1, 129
リンパ節	35, 66, 76

ろ

ロールプレイ	7, 19

わ

ワークショップ	14, **20**

| JCOPY | 〈(社)出版者著作権管理機構 委託出版物〉 |

　本書の無断複写は著作権法上での例外を除き禁じられています．
複写される場合は，そのつど事前に，下記の許諾を得てください．
(社)出版者著作権管理機構
TEL. 03-3513-6969　FAX. 03-3513-6979　e-mail：info@jcopy.or.jp

高度看護OSCE　　高度な臨床スキル評価成功へのガイド

定価（本体価格4,000円＋税）

2014年12月1日　第1版第1刷発行

監　訳／中村　惠子
発行者／長谷川恒夫
発行所／株式会社　へるす出版
　　　　〒164-0001　東京都中野区中野2-2-3
　　　　電話　03-3384-8035〈販売〉　03-3384-8155〈編集〉
　　　　振替　00180-7-175971
　　　　http://www.herusu-shuppan.co.jp
印刷所／広研印刷株式会社

©2014 Printed in Japan　　　　　　　　　　　　　　　〈検印省略〉
乱丁，落丁の際はお取り替えいたします．
ISBN978-4-89269-855-2